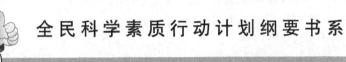

全民科学素质行动计划纲要书系

医博士系列丛书

常见病外治妙方

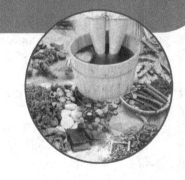

张 倩 主编

广西科学技术出版社
·南宁·

图书在版编目（CIP）数据

常见病外治妙方/张倩主编.—南宁：广西科学
技术出版社，2020.10（2024.1重印）
ISBN 978-7-5551-1443-7

Ⅰ.①常… Ⅱ.①张… Ⅲ.①常见病—外治方—问题
解答 Ⅳ.①R289.6-44

中国版本图书馆 CIP 数据核字（2020）第 189367 号

常见病外治妙方
CHANGJIANBING WAIZHI MIAOFANG
张　倩　主编

策划编辑：罗煜涛	装帧设计：韦娇林
责任编辑：李　媛	责任印制：韦文印
责任校对：陈剑平	

出　版　人：卢培钊　　　　　　　出版发行：广西科学技术出版社
社　　　址：广西南宁市东葛路 66 号　邮政编码：530023
网　　　址：http://www.gxkjs.com
印　　　刷：北京虎彩文化传播有限公司

开　　　本：787 mm×1092 mm　1/16
字　　　数：258 千字　　　　　　印张：16.25
版　　　次：2020 年 10 月第 1 版　印次：2024 年 1 月第 5 次印刷
书　　　号：ISBN 978-7-5551-1443-7
定　　　价：58.00 元

《医博士系列丛书》编委会

前 言

中医外治疗法是中医学的重要组成部分，采用外治法治疗各种疾病，实际上是祖国医学经络学说在临床上的具体运用。

经络学说认为，人体是由经脉和络脉按着一定的循行路线联结起来的一个统一的有机整体。经络是气血运行的通道，内连脏腑，外连筋肉、皮肤。如果把整个经络系统看作是一张纵横交错的网，那么穴位就是这张网赖以支撑和维系的网结。由此可知，经络系统直接参与气血的传输和脏腑功能活动的调节，参与人体生理活动和病理变化的全过程，在疾病的发生、发展和转归上，具有重要的作用。因此，通过中医外治疗法刺激人体穴位，即可达到疏通经络、调理气血、调节脏腑功能、平衡阴阳、祛邪扶正、强身健体的目的。中医外治疗法，就是通过中药对穴位和穴区施加不同的刺激，进而实现上述目的。

中医古籍认为，"外治之理即内治之理"。因此，运用中医外治疗法时，也应坚持局部调节与整体调节相结合、辨证论治与辨病论治相结合的原则。而这些原则在中医外治诸法中，均得到很好的体现。中药外治操作简便易行，适合家庭使用，对医疗条件差和就诊不便者，尤为实用。这一疗法还可以避免长期服药对胃肠道的刺激，减轻肝脏的负担，变"良药苦口利于病"为"口外给药除病痛"，也免除了注射给药疼痛之苦。因此，中医外治疗法在临床使用时很少出现毒副作用和不良反应，其安全可靠程度远比口服、注射等给药途径为高。

广西壮族自治区科学技术协会下属的广西科学技术普及传播中心出版的医药科普报纸《医药星期三》创办十多年来，刊登了大量全国各大医院名老中医、基层医院中青年中医及民间医生在临床上行之有效的中医外治验方，不少读者反映用这些外治验方治好了常见病甚至一些疑难顽症，深受读者的欢迎与喜爱。为此，我们特将《医药星期三》上刊登的简便易行、疗效较好的常见病中医外治验方加以分类整理，汇编成本书，以方便读者查阅与使用。

本书由南方科技报社原副总编辑李家强先生审稿。李家强先生为医学学士，1983年毕业于广西中医学院（今广西中医药大学）医疗系中医专业，曾任广西医学科普委员会委员、广西科普作家协会医学专业委员会委员，独立编著出版3部医学科普专著，是中国科学技术协会"茅以升科技传播奖"获得者。

中医外治验方疗法疗效确切，使用简易，因此临床上可应用于老幼男女等各类患者。随着人们对医疗保健认识和要求的不断提高，这些验方将会得到普遍认可，并从医院进入家庭，成为人们喜爱的一种重要的家庭保健治病方法。

需要提醒的是，本书所介绍的中医外治验方有些涉及疾病的诊断、配合内服药及穴位选取等专业知识，因此，在使用前应咨询相关专家，在中医医师的指导下使用，以确保安全，取得更好的疗效。

《医博士系列丛书》编委会

2020年5月

目录

 内科

外科

骨科

妇科

儿科

 五官科

皮肤科

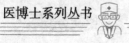

内　科

一、中风后肢体肿胀麻木

中药熏蒸方

目前，脑血管疾病是第一位的致残原因和第二位的致死原因。世界卫生组织估计，中国目前约有500万脑血管疾病患者，每年约有160万人死于脑血管疾病，且发病率呈逐年上升的趋势。有文献报道，我国每年每10万人中新发中风患者就有150～200人，其中重度残疾者占40%以上，严重威胁着人民的身体健康和生活质量，给患者及社会造成了沉重的精神和经济负担。中风后肢体肿胀、疼痛、麻木影响了肢体的功能康复训练，增加了患者的致残率。临床运用中药熏蒸治疗中风后肢体肿胀、疼痛、麻木收效良好，现介绍如下。

【临床资料】

选择中风偏瘫后肢体肿胀麻木患者129例，其中男77例，女52例；年龄38～79岁；脑出血49例，脑梗死80例；伴糖尿病者19例，伴高脂血症者118例；129例患者均有肢体运动功能障碍，伴肢体麻木者89例，伴肢体疼痛者46例，伴肢体肿胀者43例。

【治疗方法】

处方：宣木瓜、桑枝、黄芪、伸筋草、鸡血藤各50克，当归、赤芍、川芎各30克，红花15克。

用法：上方1剂，加水1500毫升，小火煎沸30分钟，取汁置于熏蒸桶中，待水温适宜时开始熏蒸患肢。每天1次，每次30分钟，10天为1个疗程。患者在进行熏蒸治疗的同时接受内科常规治疗。

注意事项：待水温适宜时，方可开始熏蒸，以免烫伤。熏蒸时要注意保暖，熏蒸后及时穿衣，以免着凉。注意安全，因患者多为老年人且有运动障碍，应注意搀扶，避免摔倒。

【治疗效果】

治疗1个疗程后，伴肢体肿胀者43例中改善41例，伴肢体麻木者89例中症状减轻80例，伴肢体疼痛者46例中缓解42例，总有效率为91.57%。

【体会】

《黄帝内经·素问》云："手屈而不伸者，其病在筋。"古籍《中风要旨》云："其手足牵掣，口眼㖞斜，乃水不荣筋，筋急而也。"中风后肢体肿胀、疼痛及拘挛麻木，其病理是瘀血痰浊阻滞筋脉、脉络不畅。本方中当归、赤芍、川芎、红花等具有活血祛瘀通经之功；宣木瓜、伸筋草、桑枝有祛风除湿、舒筋活络之功，对筋骨拘挛、肢体麻木等功效颇佳，诸药合用，共奏活血止痛、舒筋活络、祛湿消肿之效。

中药熏蒸疗法又叫蒸气疗法、汽浴疗法、中药雾化透皮疗法，是以中医理论为指导，利用药物煎煮后所产生的蒸气，通过熏蒸机体达到治疗目的的一种中医外治疗法。药物的有效成分直接透过皮肤、黏膜进入组织、肌肉、经络，使药物直达病所，避免了胃酸的破坏作用，局部组织肌肉中药物浓度高，故能充分发挥药物作用，局部疗效明显优于口服用药治疗。本疗法通过经络、气血调整内在脏腑阴阳失调、功能失常，同时还可有效地巩固已取得的疗效和防止功能再退化，使残疾降低到最低程度，提高患者日常生活能力，促进瘫痪肢体功能的恢复。熏蒸疗法操作安全，副作用小，对使患者能尽早回归家庭和社会起到了积极的促进作用，值得临床推广。

二、冠心病心绞痛

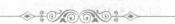

穴位贴敷方

冠心病是冠状动脉粥样硬化使血管腔狭窄或阻塞，或（和）因冠状动脉功能性改变（痉挛）导致心肌缺血缺氧或坏死而引起的一类心脏病。本病的发病率和死亡率都有逐年上升的趋势，是仅次于恶性肿瘤和脑血管疾病，死亡率高居第三位的疾病，且出现发病年龄逐渐年轻化的趋势，已经成为危害人类健康的重要杀手。中医对本病的认识及治疗积累了丰富的经验，除内服药物外，还采用内病外治的方法治疗本病，疗效显著，现介绍如下。

【临床资料】

选择不稳定性心绞痛患者30例，其中男15例，女15例；年龄50～78岁；病程6～30年。

中医辨证：气虚血瘀证。主症为胸痛及胸闷。次症为气短，乏力，心悸，面色少华，自汗，舌体胖有齿痕，舌质暗或紫暗或有瘀斑，脉沉弦。以上主症必备，次症兼具2项以上，结合舌象、脉象，即可诊断。

【治疗方法】

处方：生晒参、肉桂、冰片、细辛、川芎、丹参各15克。

用法：上药共研成粉。每次使用时取适量药粉以温水调成膏状，置于纱布上，贴敷于心俞、膻中、内关（双侧）等穴位。每天1次，每次3～4小时，每个穴位1贴，14天为1个疗程。

【治疗效果】

1.疗效标准

显效：临床症状明显改善，症候积分减少超过70％。有效：临床症状均有好转，症候积分减少30％～70％。无效：临床症状、体征无明显改善，甚或加重，症候积分减少低于30％。

2.治疗结果

治疗患者30例，显效11例，有效16例，无效3例，总有效率为90％。

【体会】

冠心病可归属于中医"胸痹""心痛""真心痛""心悸"等范畴，病因主要包括外感寒邪、饮食不节、情志失调和年老体虚。其病位在心，但与脾胃肾相关，以阴阳气血亏虚为本，阴寒、痰浊、血瘀互结为标，属本虚标实之证。

本穴位贴敷方中，生晒参大补元气，补脾益气，生津止渴，安神益智。《神农本草经》中提到，生晒参有"补五脏、安精神、定魂魄、止惊悸、除邪气、明目、开心、益智"的功效。丹参味苦，性微寒，归心、心包、肝经，具有养血安神、活血祛瘀、凉血消痈的功效，临床用于治疗血瘀证，为活血化瘀之要药。川芎辛温，既能活血又能行气，辛香走窜可透邪外达并引诸药入络，能"上行头目……中开郁结"，同用活血药能增强活血的作用，被称为血中气药。细辛，辛温走窜，芳香浓烈，宣泄瘀滞，上达巅顶，通利九窍，为通窍止痛要药，又具通关开窍、苏醒神志之作用及宣通心脉、散寒止痛之功效。

内关穴是贴敷穴位使用频率最高的主穴之一，其为手厥阴心包经的络穴，通于任脉，八脉交会穴之一（通于阴维脉），沿手厥阴本经上乘于心包，联络于心系，具有宁心安神养颜、和胃理气、活血通经之功效。膻中穴为八脉交会穴之一（气会膻中），利上焦、宽胸膈、降气通络。心俞穴位于膀胱经，为心背俞穴，主治惊悸、健忘、心烦、心痛等心系疾病。而通过药物穴位外敷的方法，达到中医所讲"同气相求"的目的，即通过有相似作用的药物和穴位相互激发，相互协调，药物能够激发经气，穴位则可以加强药物的作用，起到温阳补气、活血化瘀、宽胸止痛的作用，临床上治疗心绞痛取得较好的疗效。

中药泡脚方

方一：薤白、瓜蒌壳、法半夏、丹参各30克，白胡椒、细辛、乳香、没药、冰片各9克。上药加清水1500毫升，煎沸10分钟后，将药液倒入盆中，对准心前区熏蒸，待温度适宜时浸泡双脚30分钟。每天3次，10天为1个疗程。

方二：五爪龙（又名五叶藤、赤葛）50克，党参18克，白术、茯苓、山楂各15克，法半夏、竹茹各10克，橘红、枳实各6克，甘草5克。上药水煎，去渣取液，与1500毫升沸水一同倒入盆中，趁热熏蒸头面部、心胸部，待温度适宜时浸泡双脚。每天1次（秋冬季可每天2次），每次20～40分钟，10天为1个疗程。

方三：生地30克，丹参25克，沙参、麦冬各20克，川芎、益母草各15克，五味子、桂枝各10克。上药水煎，去渣取液，与1500毫升沸水一同倒入盆中，趁热熏蒸头面部、心胸部，待温度适宜时浸泡双脚。每天2～3次，每次40分钟，15天为1个疗程。

方四：生龙骨、珍珠母各15克，茯苓、小麦、丹参各10克，石菖蒲、远志、桂枝、佛手各8克，炙甘草5克，大枣5枚。上药加水2000毫升，煎至1000毫升，倒入盆中，待温度适宜时浸泡双脚。每天2～3次，每次30分钟，15天为1个疗程。

三、高血压

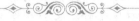

中药泡腿方

高血压病为临床常见慢性病，发病率高，并发症多，对患者的工作及生活影响大，目前患者多用西药治疗。然而，中医内服外治也有奇效，下面介绍一种中药泡腿疗法，能有效稳压降压。

【治疗方法】

1.实热证

症见：急躁易怒，头晕目眩，面红，舌红，苔黄，脉洪数。

处方：钩藤100克，夏枯草、刺蒺藜各20克，荔枝核10克。

功效：清热泻火降压。

2.虚热证

症见：头晕目眩，腰酸腿软，口干，舌红少苔，脉细数。

处方：枸杞子80克，法半夏30克，茯苓20克。

功效：滋阴泻火降压。

以上处方用法：中药加水煎沸15～20分钟，煎好后将药汤兑一些温水灌入塑料袋，水量以没过小腿肚为宜。为了保证热度，再准备一个桶（可保持恒温），里边盛温水，将双腿和塑料袋一同放进桶里。泡腿的时候可以揉捏太冲穴和行间穴，有酸胀感即可。每天1次，连续5天。

【体会】

腿部的角质层很薄，分布着大量穴位，再加上泡腿后会少许出汗，降压效果很理想。需要提醒的是，泡腿时间不要太长，背部微微出汗即可，否则易头晕。

足疗方

　　高血压病主要指原发性高血压，是以体循环动脉压增高为主要表现的临床综合征，长期高血压影响心、脑、肾等重要脏器的血流灌注，最终导致器官功能衰竭。目前，我国采用国际统一标准，即收缩压≥140毫米汞柱和（或）舒张压≥90毫米汞柱，即诊断为高血压。一旦确诊为高血压，即当终身服药。临床研究对部分病例在常规药物降压治疗的同时，配合足疗，其效果远远大于单纯药物治疗，现介绍如下。

　　【临床资料】

　　选择医院住院的高血压病患者50例，其中男28例，女22例；年龄30～68岁。入选标准：①单纯高血压病，无临床上靶器官的损害；②表现为不同程度的头晕头痛、耳鸣、心烦、失眠等症状。

　　【治疗方法】

　　处方：夏枯草、白菊花、罗布麻、丹参各30克。

　　用法：上药加水煎沸30分钟后，将药液倒入盆中，待温度适宜时浸泡双足，同时配以手法按揉足底涌泉穴。每天1次，每次20分钟，1周为1个疗程。嘱患者保持心情愉悦，消除不良情绪。

　　【治疗效果】

　　1.疗效标准

　　理想：晨起血压低于130/80毫米汞柱，患者症状完全消失，睡眠好。

　　标准：晨起血压在130/80～140/90毫米汞柱，患者偶有头晕头痛，睡眠差。

　　不良：晨起血压仍高于140/90毫米汞柱，患者时有头晕、心烦等症状。

　　2.治疗结果

　　治疗患者50例，疗效理想30例，标准19例，不良1例，总有效率为98%。

　　【体会】

　　足疗是通过足部药浴加按摩而达到治疗局部及全身疾病的传统中医疗法。现代医学认为，双脚密布着丰富的毛细血管、淋巴管和神经末梢。选择具有活血通脉作用的中药，熬制后加温水浸泡双脚会使足部温度升高，血管扩张，促进血液循环，起到活血化瘀、降低血压的作用。另外，人体足底存在着密密麻麻的反射区，对反射区刺激按揉，通过神经反射活动，启动机体内部的调节机制，可以疏通经络，改善睡眠，促进新陈代谢，使患者机体处于一个稳定的内环境中，有利于血压的稳定。高血压病的病因及发病机制非常复杂，但长期的精神紧张、焦虑易导致血压的升高，创造一个和谐宽松的环境，使患者身心得到休息，消除紧张情绪，非常有利于血压的有效控制。总之，在应用传统降压药的基础上配合足疗，能有效地控制血压。利用中药的特殊功效，足浴的温腾发散，足部涌泉穴的按揉保健，大大改善了患者的睡眠状况，提高了生活质量，为平稳降压提供了保障，值得临床推广。

中药浴足方

临床研究采用中药浴足联合基础降压药协同治疗高血压病，具有良好疗效，现介绍如下。

【临床资料】

选择医院住院的高血压病患者66例，其中男52例，女14例；年龄35～59岁；病程半年至23年；一期30例，二期28例，三期8例。

【治疗方法】

处方：牛膝、川芎各30克，夏枯草、茺蔚子、罗布麻各15克，天麻、钩藤、肉桂、吴茱萸各10克。

用法：上药加水3000毫升煎煮，水沸后再煎20分钟，去渣取药汁，倒入浴足盆内浴足，注意避免烫伤。每天1次，每次30分钟，2周为1个疗程。

【治疗效果】

1.疗效标准

（1）降压疗效标准

显效：舒张压下降10毫米汞柱以上，并达到正常范围；或舒张压虽未降至正常，但已下降20毫米汞柱或以上。有效：舒张压下降不及10毫米汞柱，但已降至正常范围；舒张压较治疗前下降10～19毫米汞柱，但未降至

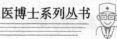
正常范围；或收缩压较治疗前下降30毫米汞柱以上。无效：未达到以上标准。

（2）临床症状疗效标准

显效：原有症状完全消失或显著减轻。有效：症状大部分消失或减轻。无效：治疗后症状未减轻。

2.治疗结果

治疗患者66例，显效21例，有效43例，无效2例，总有效率为96.97%。

【体会】

中药浴足属中医外治之法。现代医学研究证明，足部是人体各器官中最为敏感的器官部位之一。浴足时，不断地按摩足部穴位，这种刺激可反射到大脑皮层，调节大脑皮层兴奋和抑制过程，可反射性引起血管扩张，血压下降。高血压病的主要病机在于脏腑气血阴阳平衡失调，肝肾阴虚，肝阳上亢，气血上逆，上实下虚。《素问》云"血之与气并走于上"，是对本病病机的基本认识。在传统中医理论指导下，总结历代医家治疗本病的经验，并结合现代药理研究，以"平肝潜阳，活血通络"为法。本方中天麻、钩藤、茺蔚子清热息风、平肝潜阳；牛膝、川芎、肉桂活血行气通脉，补益肝肾；且茺蔚子尚具有活血行气之功效，配合吴茱萸、夏枯草疏肝解郁，引肝气下降，气降火亦降，配以罗布麻清热平肝、利水消肿。全方合用，含滋水涵木、釜底抽薪之意。现代中药药理研究表明，浴足方中夏枯草、肉桂、吴茱萸、川芎、牛膝、罗布麻、钩藤、天麻均有降压作用。其中牛膝、川芎、吴茱萸、罗布麻、茺蔚子还有利尿作用，钩藤有钙拮抗作用，肉桂、川芎有扩张血管、促进血液循环、增加冠脉血流量、减小外周血管阻力的作用，吴茱萸、川芎、牛膝、钩藤等尚有预防血栓形成的作用。以上药物合用，可达调理气血阴阳降低血压之目的。中药浴足疗法协同治疗高血压病疗效确切，简便易行，无副作用，便于患者长期使用，对降低血压及改善症状有一定优势。

穴位贴敷方

原发性高血压是危害人类健康的常见病、多发病，以动脉血压增高为主要临床表现，可引起脑、心、肾等器官的病变。运用穴位敷药治疗原发性高血压有一定的疗效，现介绍如下。

【临床资料】

30例患者均来自医院门诊，其中男22例，女8例；年龄最小32岁，最大72岁；Ⅰ期患者12例，Ⅱ期患者18例；病程最长者40年，最短者1年。大部分患者都存在一定的心、脑、肾变化，选择长期服用中西降压药物治疗但血压不稳定，舒张压维持在90毫米汞柱以上，具有明显眩晕、头痛症状者作为本疗法的治疗对象。全部患者在治疗前均进行病史询问，体格检查，胸透、心电图、脑血流图检查，眼底检查，血尿常规及血钠、钾、钙、氯化物检测，血糖测定，以排除继发性高血压。

【治疗方法】

选穴：神阙、涌泉、足三里、绝骨。

处方：白花蛇3条，蜈蚣9条，地龙9克，吴茱萸、川芎各10克。

用法：以上药物共研细粉，将药粉用姜汁拌成膏，做成直径2厘米、厚0.5厘米的饼。治疗时将上述穴位用酒精棉球消毒，将药饼放在穴位上，用麝香止痛膏固定，贴药后第一天测量血压3次，以后每天测量血压1次。治疗3个月后评定疗效。

局部药物反应：贴药后，局部有凉爽感，从45分钟至60分钟，逐渐发热，随时间延长局部产生灼热感，重者起水疱。敷药时间为8～12小时，气候凉爽时可延长至24小时，去掉药膏时间要以局部有灼热感为标准。每隔7天敷药1次，1个月为1个疗程。

【治疗效果】

1.疗效标准

显效：舒张压下降20毫米汞柱以上，症状改善80%。有效：舒张压下降9～10毫米汞柱，症状改善50%。无效：舒张压下降少于10毫米汞柱或没有下降，症状改善少于30%或没有改善。

2.治疗结果

治疗患者30例，显效5例，有效24例，无效1例，总有效率为96.7%。

【体会】

高血压病属中医的"头痛""眩晕"等范畴，主要病机为肝肾阴阳失调。本方中的吴茱萸、川芎经动物实验其有效成分较其他降压中药易溶于水，易被人体吸收，此两药均入肝经，并均有降压作用。而白花蛇、蜈蚣、地龙均为虫类药物，多入肝肾，为血肉有情之品，正虚用之无碍，邪实服之可愈；可走行攻窜，具有通经达络、疏通搜剔的功效。麝香止痛膏和姜汁芳香开窍，宣透开泄，使药力直达病所。而所选腧穴神阙穴属任脉，又为冲脉循行之所，任脉为阴脉之海，并与阳脉之海的督脉首尾相连，故药敷神阙穴可调和阴阳而达阴平阳秘。另外，冲脉、任脉、督脉一源而三歧，共同贯穿于十二经脉之间，所以神阙穴又和诸经百脉相通，药敷其上，通过经脉的作用使药物借经脉之道直达病所。从现代医学的角度来看，脐下分布有丰富的动、静脉网，药物分子可直接扩散于血脉中，而后进入体循环，极少通过肝脏而免遭破坏；涌泉穴在足底部，为肾经的井穴，肾经与膀胱、肝、心包等经脏腑相连，足底又是各个脏腑分布区，通过刺激涌泉穴可调节各脏腑气血功能，达到平衡阴阳，而使症状得到改善；足三里穴为足阳明胃经合穴，有补中益气、健脾养胃、升清降浊的作用；绝骨穴为少阳胆经腧穴，髓之会也，有补肾益髓、降压的作用。

中药贴敷涌泉穴方

高血压病是一种世界性的常见病、多发病，是严重危害人类健康的慢性疾病。中药外治法治疗高血压病高效简单，使药物直驱病所，达到最佳降压效果。中药贴敷涌泉穴对中老年人临界高血压控制的疗效好，现介绍如下。

【临床资料】

选择门诊收治的38例中老年人临界高血压病患者，其中男20例，女18例；年龄最小43岁，最大78岁，平均年龄（64.33±2.30）岁；平均收缩压（134.23±10.45）毫米汞柱，平均舒张压（87.23±4.34）毫米汞柱。所有患者均符合临界高血压的诊断标准；均知情同意。

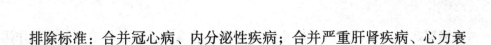

排除标准：合并冠心病、内分泌性疾病；合并严重肝肾疾病、心力衰竭、脑血管意外；伴有严重精神疾病者。

【治疗方法】

处方：吴茱萸6克，白芷、白芥子各2克。

用法：将上药混匀研成粉，用醋调成糊状，摊于纱布上，然后将摊好药物的纱布敷于双足底涌泉穴，6～8小时后去除。

【治疗效果】

1.疗效标准

显效：舒张压下降10毫米汞柱以上，并在60～70毫米汞柱范围内。有效：舒张压下降不及10毫米汞柱，但在71～75毫米汞柱范围内。无效：未达到上述标准。

2.治疗结果

治疗患者38例，显效30例，有效6例，无效2例，总有效率为94.7%。

【体会】

临界高血压病患者一般无身体症状，无心、脑、肾等脏器损害。由于处在高血压前期，加强预防与干预可使血压转为正常，如果忽视血压高值的预防与干预，最终可能发展成为真正的高血压病，导致严重的预后。穴位贴敷疗法就是通过特定部位药物吸收的直接作用和穴位刺激激发经气的间接作用来达到治疗的目的，中药贴敷涌泉穴对中老年人临界高血压控制效果好，可有效改善其生活质量，值得临床推广。

四、感冒

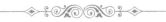

中药熏鼻方

据研究，感冒病毒耐寒怕热。体外试验表明，加热至56℃，30分钟便可将感冒病毒完全杀灭。因此，通过吸入热蒸气便可杀灭存在于鼻黏膜上的感冒病毒，并可进一步防止继发上呼吸道感染。加之与中药的药理作用相结合，相得益彰，有与内服中药异曲同工、殊途同归之妙。下面介绍一个能预防和治疗感冒初期患者的妙招。

处方：荆芥、防风、苏叶各10克，葱白5棵，生姜5片。

用法：上药水煎2次，将药汁混合，装入广口热水瓶内，以蒸气熏蒸鼻腔（注意避免烫伤），冷则倒出加热至温，直至全身发热、额头出汗为度，然后覆被安卧1～2小时。

中药足浴方

方一：桂枝20克，川椒、红花、艾叶各10克。将上药放入药罐中，加水1000毫升，煎取药液600毫升，去渣取汁备用。每晚临睡前取温水适量，兑入药汁100～200毫升，将双足浸入。每晚1次，连续使用1～2个月。

方二：桂枝20克，麻黄、羌活、独活各15克，红花、细辛、艾叶各10克。将上药放入药罐中，加水适量，浸泡5～10分钟后，煮沸倒入浴盆中，兑入适量温水，将双足浸入。每晚1次，每剂可用3天，连续使用1～2个月。

方三：威灵仙、伸筋草各20克，当归15克，食盐25克。将上药放入药罐中，加水适量，浸泡5～10分钟后，煮沸倒入浴盆中，兑入适量温水，将双足浸入。每晚1次，每剂可用3天，连续使用1～2个月。

中药泡脚治风热感冒方

方法：桑叶30克，杏仁、黄菊花各20克，连翘、金银花各15克，桔梗、防风、薄荷各10克。煎水泡脚，每天1次。

主治：风热感冒。症见发热重，微恶风，头痛，有汗，咽喉红肿疼痛，咳嗽，痰黏或黄，鼻塞流黄涕，口渴喜饮，舌尖边红，苔薄白微黄，中医辨证属风热型者。

中药泡脚治风寒感冒方

方法：艾叶、苏叶各15克，桔梗、麻黄各10克，生姜5片。煎水泡脚，每天1次。

主治：风寒感冒。症见打喷嚏，流鼻涕，周身紧痛，恶寒，口淡，食欲差，恶心呕吐，大便溏稀，舌淡苔白，脉浮紧，中医辨证属风寒型者。

中药洗泡治风寒感冒方

方法：麻黄、桂枝、细辛、艾叶、石菖蒲、紫苏、荆芥各30克。上药以冷水浸泡半小时，大火煮沸后小火再煎半小时，去渣取汁，洗浴或泡脚，每天1次。

主治：风寒感冒。症见恶寒重发热轻，鼻塞流清涕，肢体困倦，舌淡苔白，脉浮紧。

中药外擦治高热不退方

方法：葱白、生姜各50克，盐10克（可加白酒少许）。以上材料共捣成糊状，用纱布包裹，涂擦发热患者的前胸、后背、手心、足心、腋窝、肘窝、腘窝等处，一般擦后30分钟即汗出热退。

主治：高热不退。症见恶寒发热，头项疼痛，无汗，舌淡苔白，脉浮紧，中医辨证属风寒发热者。

五、哮喘

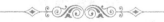

中药外敷方

哮喘是一种发作性的痰鸣喘咳疾病。中医认为哮与喘是有分别的，哮与喘都以呼吸急促为特征，以痰为主因，习惯上通称哮喘。痰有热痰与寒痰，因而证型也有热与寒之分。

1.热型哮喘

症状：呼吸急促，喉中哮鸣音。因热痰致病而见痰稠黄，胶黏，咳吐不利，烦躁不安，口渴，舌红苔黄，脉数。

处方：黄连、黄柏、黄芩、马兜铃、杏仁、桃仁各20克，糯米100克。

用法：以上诸药研成粉，以蜂蜜调成稠膏，摊成10厘米×10厘米敷在前胸及后背。

2.寒型哮喘

症状：呼吸急促，喉中哮鸣音。因寒痰致病而见痰白而黏或稀薄多泡沫，口不渴，舌淡苔白，脉弦滑。

处方：白芥子30克，延胡索、麻黄各10克，麝香1.5克，生姜汁适量。

用法：上药除麝香外，其余混合研成细粉，以生姜汁调和药粉成稠膏，再放麝香于内，取适量敷于大椎穴上（大椎穴位于第7颈椎与第1胸椎棘突之间）。

中药熏蒸泡脚方

方法：丹参、枇杷叶各150克，防风100克，桔梗、瓜蒌、五灵脂各50克，麻黄、蝉蜕各20克，甘草10克。每天1剂，水煎2次，弃渣混合煎液。用时取一半煎液加开水2500毫升，倒入足浴桶，趁热熏蒸，待温度适宜时再泡双足。每天2次，每次45分钟。

主治：支气管哮喘。此法能宣肺平喘、止咳化痰、抗过敏、解痉、抗菌消炎。对支气管哮喘、慢性支气管炎效果尤佳，对急性或慢性肺源性心脏病也有一定效果。

中药洗手方

方法：前胡、地龙、浙贝母、苏子各15克。加水煎煮后去渣取液倒入盆中。将手洗干净，先用药液熏蒸双手，等药液温度适宜时，再将双手浸入药液中。每天1～2次，每次浸泡20分钟。

主治：哮喘。

中药熨背方

方法：白芥子、苏子、香附、芫荽各30克，细辛10克。将以上药物加醋30毫升、盐50克混匀，加盖放入微波炉内中火加热2分钟，拿出将药物再次搅拌均匀，再中火加热1分钟，以闻到焦香味为度。将药物用致密纱布包好封口，沿患者背部脊柱旁来回推熨。每天1剂，每天2次，7天为1个疗程。

主治：肺脾气虚型咳喘。症见病程超过6天，咳嗽气喘无力，自汗，便溏，脉沉弱。

六、咳嗽

中药外敷方

咳嗽为呼吸系统常见疾病之一，是临床常见病、多发病，外感或内伤皆可导致发病。肺气亏虚型咳嗽为慢性咳嗽之一，病程长，西医治疗病因不明确，需行繁杂的检查，其在基层医疗机构中操作性差。由于基层医生在诊疗时，较难找到真正的病因，多数为经验性治疗，导致使用药物时间长，易复发，药物不良反应多见，同时抗生素的滥用也使患者经济负担过重。中医药治疗咳嗽具有独特的优势，且止咳效果佳，临床研究采用中药外敷治疗肺气亏虚型咳嗽疗效显著，现介绍如下。

【临床资料】

选择门诊咳嗽患者30例，其中男12例，女18例；年龄4～63岁；病程6个月至5年。诊断均符合国家中医药管理局发布的《中医病证诊断疗效标准》《中医内科学》制定的西医诊断标准及中医肺气亏虚型咳嗽的诊断标准。

【治疗方法】

处方：桑白皮、陈皮、黄芪各15克，浙贝母、白芥子各5克。

用法：诸药共研细粉，以蜂蜜调匀，敷于胸部两侧肺区皮肤。每天1次，每次40分钟，14天为1个疗程，随访1个月。

功效与主治：补气益肺，化痰止咳。主治肺气亏虚型咳嗽，症见气虚乏力，咳嗽声低，反复发作，遇劳尤甚，舌淡苔白，脉细。

【治疗效果】

1. 疗效标准

参照国家中医药管理局发布的《中医病证诊断疗效标准》。显效：咳嗽及临床症状消失，并维持2周以上。有效：咳嗽减轻，痰量减少。无效：症状无明显改善。

2. 治疗结果

治疗患者30例，显效10例，有效15例，无效5例，总有效率为83.3%。

【体会】

咳嗽与老年人多病体弱、抗病能力低下、排痰不畅有关。根据肺气亏虚型的特点，按中医辨证施治的原则，依据脏腑将咳嗽进行分类，并结合针灸的经络学说，将中药合理配伍后，加工成用于贴敷的中药制剂，敷于体表，利用药物吸收及所在腧穴的刺激作用，药效由表及里，直达肺脏，调节肺功能，达到止咳之功效。贴敷的中药制剂由桑白皮、陈皮、浙贝母、白芥子、黄芪五味中药组成，共奏补气益肺、化痰止咳之效。将药物贴敷于穴位后，通过经络穴位的联络作用，加强疗效。经临床研究发现，本方具有疗效好、副作用小、费用低等优势，且重现性强，适合基层卫生医疗机构应用，有良好的社会效益及推广应用前景。

白矾陈醋大葱敷脚心方

【治疗方法】

处方：白矾50克，陈醋30毫升，大葱白（用最下端带须根的一寸长）3根。

用法：将白矾研成粉，大葱白洗净后埋在热灰里烧熟取出捣碎成泥，与白矾粉、陈醋一起拌匀。晚上睡觉前洗脚擦净后，将药包敷在脚心上（男左女右）。轻者1次病除，重者重复3次即痊愈。

【体会】

中医认为，脚心（涌泉穴）为足少阴肾经的首穴，是治病及强身要穴，本穴对肾经及全身上下能起到补益及调节的作用。临床应用表明，刺激涌泉穴可使老年人精力旺盛、体质增强，对防治一些慢性病（如哮喘等）有一定效果。本方中，白矾味酸涩，具有解毒杀虫、燥湿止痒等功效；另外，它既能化痰，又能摄津液外出，所以能起到消痰止咳的作用。陈醋味酸性温，有解毒、杀菌、散瘀的功效。葱白味辛性温，有发汗解表、散寒通阳、散瘀止血的功效。研究表明，葱有抑制病毒、预防呼吸道感染的作用。醋、葱外用，可通过刺激局部血管扩张，增加血流量，促进药物成分穿透肌肤加快吸收。中医有"上病下治"之说，本方通过药物刺激涌泉穴，药物能经经络、血行而直达病所，达到补肾固本、止咳化痰的效果。对肺肾两虚之老年久咳、慢性支气管炎咳嗽，以及感冒咳嗽不太严重者，采用本方有一定缓解作用。注意，严重呼吸道感染引起的咳嗽，不宜使用本方。

粗盐熨敷方

　　方法：粗盐200克。炒10～15分钟，装入用致密的干毛巾或厚棉布做成的布袋内并扎好袋口。待盐包温热后，先熨烫肚脐及其周围皮肤，5分钟后把盐包先后置于两侧胁肋部，各上下熨敷5分钟。每天1次，连续熨敷7天。

　　主治：咳嗽。症见咳嗽反复发作，受凉即咳，舌淡苔白，脉浮紧，中医辨证属寒性咳嗽者。

七、头痛

药垫外敷方

　　方法：石决明、藁本各20克，钩藤、牛膝、白芷各15克，天麻、山栀子、黄芩、杜仲、益母草、桑寄生、夜交藤各10克。上药浓煎1小时。用2～3个口罩缝合成一体（做2个），趁热将口罩浸于熬好的药液中，拿出稍拧干（以不滴药液为宜），外敷头部疼痛的部位，并用塑料膜将药垫盖严，防止漏水及注意保温；待稍凉再换另一个药垫，交替使用。每次10～20分钟，根据病情每天可用1～2次。

主治：头痛。症见头胀痛而眩，心烦易怒，面赤口苦，或兼耳鸣胁痛，夜眠不宁，舌红苔薄黄，脉弦有力，中医辨证属肝阳头痛者。此法能平肝潜阳、清肝泻火、熄风止痛。

中药敷太阳穴方

方法：姜黄15克，黄柏、黄连各9克，制川乌、制草乌各6克。上药混匀共研成粉，加生姜和葱白适量共捣烂，取适量贴敷于两侧太阳穴，每天1次。

主治：头痛。

中药外洗方

夏季天气炎热，随着空调的普及，偏头痛、紧张性头痛、顽固性头痛的患者逐渐增多。这是由于室内外温差过大，冷空气会使血管突然收缩而致头痛，长时间待在密闭环境中也会影响血液循环，导致脑部缺氧引发头痛。对此，使用中药外洗方治疗头痛，常能产生良好效果。

方一：薄荷、白芷、炒蔓荆子、川芎各12克，防风、葛根各9克，桑叶6克。上药加水适量煎汤，去渣取汁，温洗头部。本方有活血、祛风、止痛之功效，适用于头痛偏于前额部者。

方二：生石膏10克，白芷、金银花各6克，防风、葛根各5克，天麻、花椒、乳香（研细）各3克。上药加水适量煎汤，去渣取汁，温洗头部。本方有祛风除湿、清热定痛之功效，适用于前额头痛者。

方三：防风10克，川芎、白芷、桑叶各6克，白菊花5克，薄荷、天麻各3克。上药加水适量煎汤，去渣取汁，温洗头部。本方有祛风清上之功效，适用于偏正头痛、头目昏重者。

方四：蔓荆子20克，制附子15克，白酒500毫升。将中药置于容器中，加入白酒，浸泡14天后去渣。每天用此药酒洗头，药渣可反复使用。本方有温阳祛风、通经和血之功效，适用于偏正头痛、头发脱落者。

艾叶熏蒸方

方法：将艾叶（鲜品）50克放入锅内煮沸20分钟后端出，趁热用布蒙住头部进行熏蒸，药液变凉后再放火上烧开后再次熏蒸。每天2次，每次熏蒸2遍。此法可有效缓解局部肌肉紧张，在头部熏蒸后进行局部按摩，效果更好。

主治：肌紧张性偏头痛。

八、眩晕

三味中药敷脐方

方法：白芷、川芎、吴茱萸各等量。上药混匀共研成粉，装瓶备用。治疗时取药粉适量，以温水调成糊状敷于患者肚脐上，以纱布覆盖、胶布固定。每2天换药1次，病愈方可停药。

主治：肝阳上亢型眩晕。症见眩晕头胀，面红，烦躁易怒，失眠多梦，舌红苔薄黄，脉弦。

中药熏吸方

眩晕证是临床内科常见病证。西医高血压病、椎基底动脉供血不足及脑动脉硬化、梅尼埃病、神经官能症、贫血、头部外伤后遗症等以头晕目眩为主要表现者，均属中医的"眩晕"范畴。临床采用外治法中药熏吸防治眩晕，取得较好疗效，现介绍如下。

【临床资料】

30例门诊患者，其中男18例，女12例；年龄最小25岁，最大80岁；病程最短6个月，最长30年；所有病例均有旋颈、起卧易发短暂性眩晕症状；治疗前均予血常规、肝肾功能、血脂测定，辅以量血压及经颅多普勒（TCI）、X光颈椎片等检查以确诊。

中医诊断标准：①有典型的眩晕症状，自身有旋转或晃动感，或目眩，或视物有旋转感；或自觉头晕，昏沉或晕胀不适。②有反复发作史。

西医诊断标准：①有颈椎病史或动脉硬化病史。②眩晕呈旋转性、浮动性、倾斜性发作，发作时间持续数分钟至数小时，最长不超过24小时，或伴头痛、呕吐等症状。③严重者可见椎基底动脉一过性脑缺血发作的一侧性运动、感觉及视力障碍。④X线摄片、CT、磁共振检查有颈椎顺列改变、椎体移滑、椎间隙狭窄、椎间盘突出、钩椎关节骨质增生、椎管狭窄等引起椎动脉供血不足的阳性病变。⑤脑电阻图与脑电波图发现有脑缺血的阳性改变。

【治疗方法】

处方：白芷、薄荷、苍术、川芎、天麻、白芥子各10克。

用法：将上药用冷水浸泡1小时，煮沸10分钟后揭盖，令患者鼻子对准壶口，以熏吸热气。每次10～15分钟，熏吸后避风。10天为1个疗程，观察2个疗程。

【治疗效果】

1. 疗效标准

根据头痛、眩晕，耳聋、耳鸣，视物不清，体位性猝倒，颈椎侧弯、后伸不适等症状，按轻重程度分为无（4分）、轻微（3分）、明显（2分）、严重（1分）4级予以量化，5项合计满分为20分。治愈：治疗后达到20分。显效：治疗后总分比原来提高6～10分。好转：治疗后总分比原来提高1～5分。无效：治疗后总分比原来降低或不变。

2. 治疗结果

治疗患者30例，治愈18例，显效10例，有效1例，无效1例，总有效率为96.7%。

【体会】

中医认为，风、火、痰、虚是眩晕证的共同致病因素，故在论治上，肝火风阳肆虐，当清火滋水潜镇；中虚痰浊上扰，当培土荣木化痰；气血亏虚络阻，当补益气血、通脉活络；肾亏髓海不足，当益肾填精补髓。中药汤剂在治疗眩晕证方面疗效明确，并且随着生活节奏的加快，简便速效的药物更能为人们所接受。而中医学在内病外治方面积累了丰富的经验，古今医家创制了许多简、廉、便、速的有效外治法，中药熏吸法就是其中之一。近年来的研究发现，鼻腔给药吸收迅速、充分，副作用小，是一种向体内输送药物的新途径，药物经鼻后可刺激鼻内神经，使其产生反射性调节，调节脑部和内脏功能，从而对脑部和全身起到治疗作用。本方用白芷、薄荷、苍术、川芎、天麻、白芥子以平肝熄风、化痰通络。而据现代药理学研究，川芎、白芷对血管平滑肌有解痉作用，可抑制血小板聚集和降低血液黏度，并可降低患者的血脂质过氧化物而具有抗自由基作用；天麻、苍术有收缩血管降低血流量、抑制中枢、耐缺氧、增强血管通透性等作用。鼻闻药治疗眩晕证疗效确切，收效迅捷，是临床可取之法。

姜贴大陵穴方

临床研究采用生姜片贴大陵穴（前臂屈侧，腕横纹的中点）防治晕车120例，效果明显，现介绍如下。

【治疗方法】

将生姜切成约3毫米厚，修成与创可贴等宽的长方形，贴在腕横纹中点，然后用创可贴固定。在乘车前15～20分钟使用。如果乘坐长途车可在12小时后重新使用。

【体会】

晕车医学上称晕动病，是指乘车运动时，产生颠簸、摇摆或旋转等任何形式的加速运动，刺激人体的前庭神经而发生的疾病。患者初感上腹不适，继而恶心，面色苍白，出冷汗，伴随眩晕、精神抑郁、唾液分泌不断增多、呕吐等一系列症状。生姜有"呕家圣药"之称，具有发表散寒、健胃、止吐、解毒等功效。现代药理研究表明，生姜中含有姜酮、姜烯酮、姜酚等成分，具有镇吐、镇静等药理作用。腕横纹中点针灸穴位称大陵穴，主治胃痛、呕吐、心痛、心悸等，药物有效成分在该穴位上容易渗透皮肤，继而吸收直达病所，更好地发挥防治作用。此法简、便、验、廉，疗效满意，值得推广。

敷脐方

敷脐疗法是根据中医理论，选用适当药物，制成一定剂型填敷脐中来治疗疾病的一种方法。它是通过经络的联络作用，内达脏腑，调节人体的阴阳平衡，以达到治疗疾病的目的。敷脐疗法是中医学外治法的重要组成部分，是行之有效的治疗方法，现将敷脐治疗头晕的方法介绍如下。

1.肝阳上亢型眩晕

症见眩晕耳鸣，头痛且胀，每遇烦劳或恼怒加重，面色潮红，烦躁易怒，少寐多梦，口苦，舌质红，苔黄，脉弦数或弦细数。

处方：龙胆茱萸散。吴茱萸100克，龙胆草50克，明矾30克，土硫黄20克，朱砂15克，小蓟根10克，食醋适量。

用法：先将吴茱萸加适量鸡胆汁搅拌，然后与其余5味药共研成粉，加入食醋，调匀成糊。取药糊适量，敷于神阙穴（肚脐），以纱布覆盖，并用胶布固定。每2天换药1次，1个月为1个疗程。一般7～10天见效，2～3个月可痊愈。

2.痰浊型眩晕

症见眩晕头重，胸闷恶心，时作呕吐，甚则欲昏倒，舌淡苔白腻，脉濡滑。

处方：芥子郁金散。白芥子30克，胆南星、白矾各15克，川芎、郁金各10克，生姜汁适量。

用法：将前5味药共研细粉，贮于瓶中备用。临用时取药粉适量（约15克），加入生姜汁调匀成膏，取药膏贴敷于患者脐部，以纱布覆盖，并用胶布固定。每天换药1次，15天为1个疗程。通常5～7天奏效，连续用药1～2个月，以防止复发。

3.各种原因引起的眩晕

症见头晕目眩，如坐舟车，恶心呕吐。

方一：半夏生姜大黄散，即吴茱萸、生姜各30克，法半夏15克，大黄10克，葱白（带须）7根。

用法：上药共研为粗粉，放入铁锅内，加醋适量，炒热，分为2份，用纱布包裹。趁热放脐上熨之，2包交替，冷则换之。每天3～7次（每剂药可用3天），每次30～60分钟。

方二：全蝎晕停散，即眩晕停（地芬尼多）10片，全蝎2条。

用法：上药共研细粉备用。每次取药粉1克填入肚脐内，外以胶布固定。每天换药1次。

4.高血压眩晕

症见眩晕，头痛目胀，急躁易怒，口苦，颜面潮红，血压升高，舌红苔黄，脉弦。

处方：吴萸芎芷散。吴茱萸、川芎、白芷各30克。

用法：将上药共研为粉，装瓶密封备用。临用时取药粉适量，用脱脂药棉裹如小球状，填在患者脐孔中，稍压牢，外以胶布固定。如患者自觉脐部发痒则揭去药物，待不痒时，再继续贴敷。一般连续贴敷1～10次，直到血压下降，眩晕停止。

5.敷脐疗法注意事项

①用药剂量不宜过大，不要长期连续用药。②一般1～2天换药1次，3次为1个疗程，每2次用药间隔3～7小时。每个疗程结束后休息3～5天，再进行下一个疗程。③孕妇禁用。④治疗宜在室内进行，注意保暖。

九、失眠

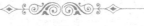

中药敷脐方

失眠是指经常不易入睡，或睡后易醒，甚至彻夜难眠的一种病症。中医认为，失眠多为脏腑失和、气血失调所致。通过调理脏腑和气血阴阳的平衡，可以改善失眠患者的症状。敷脐疗法是一种简便易行、安全有效的治疗方法，实践证明该疗法对失眠有一定的疗效。现介绍五则治失眠的脐疗方如下。

1.黄连肉桂

处方：黄连、肉桂各等量，蜂蜜适量。

用法：黄连和肉桂混匀研成粉，再加入蜂蜜制成药丸，每丸重1克。每次取药丸1粒，填于肚脐内，外用纱布覆盖，胶布固定。每晚换药1次。

主治：本方适用于心肾不交型失眠。症见心烦多梦、心悸健忘、眩晕耳鸣、腰膝酸软、潮热盗汗、小便短赤等。

2.酸枣仁糊

处方：酸枣仁10克。

用法：研成粉，将药粉用温水调成糊置于患者脐内，外用胶布固定。每天换药1次，可连续用药3～5天。

主治：本方能补养心肝、收敛心气，有养心安神、敛汗生津之功。症见心肝血虚所致的失眠、惊悸、怔忡及体虚自汗、盗汗、津伤口渴等。

3.柏子仁糊

处方：柏子仁10克。

用法：捣烂成糊状后置于患者脐内，用胶布固定。每天换药1次，可连续用药3～5天。

主治：适用于血不养心所致的惊悸怔忡、虚烦失眠，阴虚血少所致的大便燥结等。

4.珍珠丹参散

处方：珍珠母、丹参各10克。

用法：上药混匀研成粉备用。先用酒精擦净肚脐，再取药粉适量置脐窝内，以填满为度，外用胶布固定。每晚睡前换药1次，一般连用5～7天即可奏效。

主治：各种失眠。

5.助眠膏

处方：酸枣仁20克，五味子、远志、石菖蒲各10克，红花3克。或石菖蒲、远志、硫黄各20克，三七、丹参各10克，红花6克。

用法：上药各研成细粉，用白酒调成稠膏状，涂满肚脐，外用胶布固定。每晚换药1次。

主治：各种失眠。

中药熏蒸方

失眠的临床治疗方法较多。中医治疗方法中，中药熏蒸法用于失眠疗效确切，具有安全性、可靠性，在临床治疗中广泛应用。现介绍如下。

【临床资料】

共治疗失眠患者78例，其中男16例，女62例；年龄20～77岁。所有失眠患者在临床上均表现为入睡困难、睡眠中间容易苏醒、睡眠质量低甚至彻夜难眠，伴有头痛、头晕等症状。

排除标准：重症贫血、重症高血压病、结核病、急性脑出血、心绞痛、急慢性心功能不全或有严重肝肾疾病患者不宜进行中药熏蒸治疗。此外，治疗时不能过饱或空腹。

【治疗方法】

处方：桑寄生15克，菟丝子、续断各10克，制附子、艾叶各6克。

用法：上药研磨成粉，制成药包，并放入药罐中煮沸，指导患者把双脚放于熏蒸桶的足踏上，用浴巾将熏蒸桶盖住，把熏蒸桶和药罐相连接，药水煮沸之后进行蒸气治疗。药水的温度根据患者的耐受性进行调节，熏蒸的时间持续30分钟。每天使用1剂，7～10天为1个疗程。

熏蒸过程中或结束后患者应及时补充水分，嘱其按时睡觉、睡前不喝浓茶。

【治疗效果】

1.疗效标准

治愈：患者经过治疗睡眠时间恢复正常，或睡眠时间大于6小时，且患者睡醒后的精神较充沛。显效：患者经过治疗睡眠时间增加3小时以上。有效：患者经过治疗临床症状有所减轻，睡眠时间和之前相比增加3小时。无效：患者经过治疗睡眠没有得到明显改善。

2.治疗结果

78例失眠患者经过治疗均在不同程度上得到了显著改善，其中治愈16例，显效33例，有效24例，无效5例，总有效率为93.6%。

【体会】

中药熏蒸时药物能够经过皮肤吸收直接输送到全身血液循环。本方中桑寄生可强筋骨和祛风湿，具有补肾益精的功效；菟丝子具有调节内分泌、壮阳、养肝明目和补肾益精的功效；制附子具有温补脾肾、温阳逐寒和散寒止痛的功效；续断具有强筋壮骨、补益肝肾、通利血脉的功效。各方药联合使用治疗失眠疗效确切，具有安全性、可靠性，在临床治疗中广泛应用。实践证明，中药熏蒸治疗失眠取得的临床疗效显著，是一种安全、有效的临床治疗方法，值得广泛应用和推广。

两味中药敷脐方

失眠症是临床常见病症，全球约有三分之一的成年人曾经或正在受到失眠的折磨。国内有关中医药对睡眠障碍的治疗研究已有很多报道，由中药黄连与肉桂组成的交泰丸是治疗"心肾不交，怔忡无寐"公认的有效方剂，临床研究以交泰丸敷脐治失眠疗效好，现介绍如下。

【临床资料】

76例失眠患者均来源于门诊失眠科，其中男32例，女44例；平均年龄（30±11）岁；平均病程（5.12±2.2）年；未婚4例，已婚68例，离异4例。

中医辨证标准：根据《中医病证诊断疗效标准》中关于不寐的心肾不交型。症见心烦失眠或时睡时醒，手足心热，头晕耳鸣，心悸，健忘，腰膝酸软，颧红潮热，口干少津，舌红少苔，脉细数。

【治疗方法】

处方：黄连、肉桂、蜂蜜用量比例为10∶1∶10。

用法：将前2味中药混匀研成粉，与蜂蜜制成膏，装瓶密封备用。睡前清洁肚脐，取药膏适量（约4克）纳入脐内，外用胶布固定，至第2天早晨取下。每天1次，1个月为1个疗程。

【治疗效果】

1. 疗效标准

痊愈：症状消失，睡眠率为70%以上。显效：症状缓解，睡眠率为60%

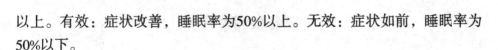

以上。有效：症状改善，睡眠率为50%以上。无效：症状如前，睡眠率为50%以下。

2.治疗结果

总有效率为78.9%。

【体会】

失眠包括入睡困难、睡眠不深、易醒、早醒、多梦、醒后不易再睡、醒后有不适感、疲乏、白天困倦等。睡眠障碍时间超过4周才能诊断为失眠症。引起睡眠障碍的原因主要有心理因素、精神因素、躯体因素、环境因素，如生活习惯的改变、更换住所、噪声等。本病病机复杂，多由情志失调，肝火内炽；阴虚火旺，心肾不交；饮食不节，痰热扰心；思虑太过，损伤心脾；心虚胆怯，心神不安等引起。现选择临床上较为常见的"心肾不交型"为研究对象。心属火、属阳，主藏神；肾属水、属阴，主藏精。根据阴阳、水火升降理论，心与肾相互协调，相互制约，彼此交通，生理功能保持着动态平衡。但是，若不能适应现代生活的快节奏和竞争压力；作息没有规律，通宵达旦或房事过度，阴液暗耗；思虑劳神太过或情志忧郁，郁而化火，均可导致肾水不足，不能上济于心。肾阳虚，气化功能不足，肾水不能上行以抑心火，使心火独亢；或心火炽盛，下汲肾水，耗伤肾阴，而致肾水不足。总之，"心肾相交"的正常生理状态遭到破坏，就会出现"心肾不交"的病理状态而失眠。交泰丸组方源自明代名医韩懋的《韩氏医通》，至清代王士雄的《四科简效方》始见交泰丸之名，它是治疗心肾不交的著名方剂。方中虽仅黄连、肉桂两味药，但药简、功专、效卓，蕴含了深刻的辨证哲理。黄连、肉桂，一寒一热，一清一补，切中阴损及阳、虚实夹杂、寒热交错的症候特点。黄连苦寒以清心火，可防肉桂燥热伤阴之弊。肉桂辛热以温肾阳，一则引火归原，使心火得降，肾阳得复；二则能除黄连寒遏凝滞之弊；三则能温通血脉，解气滞血凝；四则与黄连配合有阴阳相佐，寒热并用，去性取用之妙义。两药共奏水火既济、心肾相交之功，使"阴平阳秘，精神乃至"，所以为历代医家所推崇。观察表明，本方疗效肯定，给药方便，易于患者接受，依从性好，值得推广。

中药贴敷涌泉穴方

失眠症是一组以失眠为特征的疾病，症状包括难以入睡、睡眠不深、易醒、多梦、早醒和白天困倦等，可造成精神活动效率的下降和社会功能的降低，并伴有焦虑和抑郁行为。长期失眠严重影响了老年人的生活质量，导致其情绪和心理发生改变，诱发和加重老年人疾病。中医药在治疗失眠方面有许多成功的经验，本研究采用中药贴敷涌泉穴治疗老年患者失眠症，获得了较好的疗效，现介绍如下。

【临床资料】

选择住院老年失眠患者60例，其中男34例，女26例；年龄60～90岁，平均年龄68.9岁；失眠时间4个月至11年。

纳入标准：①几乎以失眠为唯一的症状，包括难以入睡，睡眠不深，多梦，早醒，醒后不易再睡，醒后有不适感，疲乏或白天困倦等。②每周发生3次，持续1个月以上。

【治疗方法】

处方：五灵脂、川芎、当归、丹参各10克，冰片2克。

用法：上药混匀研成粉后加熟凡士林拌匀调成膏状，制成大小1.5厘米×1.5厘米、厚0.3厘米的药饼备用。每晚睡前，温水泡脚15分钟后将药饼贴敷于涌泉穴，外用胶布固定，次晨去除。10次为1个疗程，连续观察3个疗程。

注意：贴敷过程中观察患者局部皮肤有无红肿、水疱、瘙痒，以及睡眠情况，同时进行心理疏导，使患者身心放松，避免紧张和焦虑。

【治疗效果】

总有效率为100%。

【体会】

睡眠是人类生活中不可缺少的组成部分，随着生活节奏的加快、生活方式的改变等诸多因素的影响，睡眠不足逐渐成为临床医学比较关注的话题。研究表明，对于老年人，睡眠时间应保持在7～8小时，提高睡眠质量，对其身体健康是有益的。然而失眠的老年患者的实际睡眠时间一般只有3～4小时。本研究以老年患者为观察对象，采用中药贴敷涌泉穴。涌泉穴位于足心，属足少阴肾经，是人体位置最低的穴位，可引气血下行。穴位贴敷法作为中医内病外治的一种独特疗法，既可刺激穴位，激发经络之气，又可使药物经皮肤由表及里，循经络传至脏腑，发挥药效，以调节脏腑的气血阴阳，从而达到治疗疾病的目的。

中医学认为，老年失眠之因，多离不开"虚"，尤其是血虚，心血不足，不能养心，心志失宁，导致夜寐不安。本方中"丹参一味，功同四物"，有养血活血之功效，《日华子本草》中有丹参"养神定志"的记载；川芎为血中之气药，能行气养血，佐以当归补血，使心血充盈，心志安宁，研究表明川芎水煎剂对动物中枢神经具有镇静作用；冰片辛香穿透，引药透达皮肤毛窍，能促进药物吸收。诸药合用能有效治疗老年患者的失眠症。贴敷疗法充分体现了中医特色，外用安全性高，无全身不良反应，是一种简单有效、舒适可靠、可操作性强、值得推广的治疗方法。

药袋贴脐方

方法：当归30克，川芎15克，细辛、三棱、莪术各10克，乳香、没药、丁香各5克，冰片3克。以上药物混匀烘干研成粉，装入薄布做成的药袋内；将药袋贴于肚脐，外加包扎固定。每隔15天换药1次，3次为1个疗程。

主治：失眠。症见体型较胖，失眠多梦，急躁易怒，舌暗红，苔薄黄，脉弦涩，中医辨证属气滞血瘀型者。

两味中药泡脚方

方法：夜交藤、合欢花各10克。两药水煎，取药液倒入桶内，用以泡脚，以药液没过膝盖、水温40℃为宜。每天1～2次，每次30分钟。

注意：患有严重心力衰竭、心肌梗死及有出血风险、皮肤破损或皮肤感染者不适合足浴，饭前、饭后30分钟内不宜进行足浴。

主治：失眠。

薰衣草枕方

方法：薰衣草500克，陈皮适量。将上药装入布包里，置于枕头内，或放置在床边，有宁神助眠的作用。

主治：失眠。一般失眠者均可使用，孕妇、体虚者最好在医师的指导下使用。枕芯的使用周期不宜过长，可根据实际情况随时更换。

药液泡脚方

方法：夜交藤、远志、合欢皮各30克，黄柏20克，黄连10克，肉桂5克。将上药先放入冷水中浸泡30分钟，然后水煎去渣并加入3000毫升热水，将上述药液倒入套有一次性塑料袋的足浴盆内，药液没过脚踝，睡前泡脚。每天1次，每次30分钟，患者自觉后背或额头微微出汗即可。在泡脚过程中，注意避免烫伤。10天为1个疗程，连续治疗2个疗程。

主治：失眠。症见间断入睡或入睡困难，或醒后难以继续入睡，中医辨证属心神失养或邪扰心神者。

中药粉填脐方

方法：丹参、硫黄、远志、石菖蒲各等量。将上药混匀，研为细粉，装瓶备用。使用时取药粉适量，置于脐中（温水洗净），外用棉花填平，再用胶布固定。每天换药1次，连用3～5天。

主治：失眠。症见失眠，惊悸，舌红苔黄，脉弦滑者。

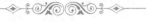

十、帕金森病睡眠障碍

中药熏洗方

帕金森病是一种以静止性震颤、肌张力增高、运动迟缓和姿势平衡障碍为典型表现的慢性进展性锥体外系神经系统疾病。近年来，受老龄化影响，该病的发病率逐年上升。为此临床上提出了一系列解决措施和治疗方法，研究证实中医可弥补西医疗法的不足，中药熏洗治帕金森病睡眠障碍疗效好，现介绍如下。

【临床资料】

选择符合纳入标准的帕金森病睡眠障碍患者60例。

西医诊断标准：参考英国帕金森病学会制定的《帕金森病诊断标准》；中医诊断标准：参考1992年中华全国中医学会老年医学会制定的《中医老年颤证诊断和疗效评定标准》。

纳入标准：①年龄、性别不限；②西医诊断为原发性帕金森病患者，诊断标准按《帕金森病诊断标准》执行；③中医诊断为颤证，证属肝肾阴虚、风阳上扰者，诊断与辨证标准参照《中医老年颤证诊断和疗效评定标准》执行；④病程6个月至5年。

排除标准：①不符合纳入标准者；②有严重心、脾、肺、肝、肾、造血系统疾病及恶性肿瘤、严重精神疾病患者；③近3个月曾服用镇静安眠药物（包括西药、中成药、中草药）者；④依从性差，不愿参与本项临床试验，未签署知情同意书者。

【治疗方法】

常规治疗口服美多芭（多巴丝肼片），为患者制订科学、合理的睡眠时间计划表，通过听音乐、阅读以及其他文娱活动缓解患者的心理状况，在此基础上采用中药熏蒸治疗。方法如下。

处方：夜交藤、龟板各30克，酸枣仁、远志、石菖蒲、白芍、熟地、制何首乌、钩藤各20克，甘草10克。

用法：上药加水煎取药液3000毫升，将药液倒入浴缸，待水温适宜时患者

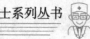

进入浴缸中熏洗，每次30分钟，直至出微汗停止。每天1次，共治疗2周。

【疗效结果】

1.疗效标准

①临床痊愈（100%）；②明显进步（50%～99%）；③进步（20%～49%）；④稍有进步（1%～19%）；⑤无效（0%）。

2.治疗结果

治疗患者60例，临床痊愈10例，明显进步13例，进步12例，稍有进步17例，无效8例，总有效率为86.7%。

【体会】

本组患者在常规治疗的基础上采用中药熏蒸疗法。单用西药美多芭，在作用初期可造成诸多不良反应，且疗程长，通常需服用6个月以上方能达到最佳效果，故在临床上应用情况不佳。中药熏蒸疗法遵循中医辨证治疗原则，本方中龟板可养血补心、益肾健骨、滋阴潜阳；夜交藤可养血通络安神；酸枣仁可养心益气安神；制何首乌和熟地可滋补肝肾精血；白芍可养血敛阴、平抑肝阳；钩藤可清热平肝、熄风解痉；石菖蒲、远志可化痰开窍、宁心安神；甘草调和诸药，共奏滋阴潜阳、宁神安眠之功。熏洗可使四肢皮肤温度升高、毛细血管扩张，促进血液循环，确保药物有效成分透过皮肤、穴位渗透以及经络传导直达体内，维持阴阳平衡，以奏药效。

综上所述，在口服美多芭等西药的基础上加入中药熏洗可有效改善帕金森病睡眠障碍患者的睡眠质量，减少日间嗜睡，提升临床疗效，促进身体恢复。

中药泡脚方

帕金森病在老年人群中发病率较高，是一种慢性进行性加重的神经系统疾病，发病后患者主要表现为静止性震颤、肌肉僵硬、运动受限等。我国帕金森病患者总人数已超过200万，并且每年以新增10万人的速度增长。目前，人们对该疾病有了更深刻的认识，在大量的调查研究后发现，患者出现的非运动症状对其生活质量的影响更明显。中药泡脚治疗对改善帕金森病患者睡眠有明显效果，现介绍如下。

【临床资料】

共治疗帕金森病患者100例，其中男71例，女29例；年龄45～85岁。

【治疗方法】

处方：制何首乌35克，熟地30克，刺五加、鸡血藤、杜仲各25克，夜交藤、黑豆、宽筋藤、络石藤、红花、花椒各20克。

用法：上药水煎取药液2000毫升，熏洗泡脚。每天1次，每次15～30分钟。水温控制在40℃左右（注意避免烫伤），水深没过脚踝。泡脚时，用手按摩脚部，脚后跟上方中间的位置为失眠反射区。双手大拇指置于该部位，用力按压，直至有酸痛感为宜；再揉3～5分钟，至发热为宜。泡脚后要注意脚部保暖。

【体会】

帕金森病患者中常见的非运动症状主要有睡眠障碍，其发生的原因可能是疾病本身，也可能是其他疾病引起的，或是服用药物后引发的副作用。睡眠障碍在帕金森病进程的各个阶段都可以出现，给患者带来了严重的困扰。帕金森病患者的睡眠障碍具体表现为日间过度嗜睡、入睡延迟、睡眠维持困难、快速眼动睡眠期行为障碍、不宁腿综合征和周期性肢体运动障碍等。本研究结果表明，中药泡脚对帕金森病伴有睡眠障碍的患者具有很好的改善作用，明显改善患者的睡眠质量，在临床中值得推广。

十一、老年人手抖

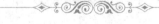

艾灸方

方法：将艾条一端点燃后，悬于关元穴（肚脐直下3寸，以肚脐为界，向下横量4指即是）上5～8厘米处，以感觉温热、无疼痛感为宜。每天2次，每次灸15分钟，一般3周可见效。

主治：老年人手抖。轻者偶尔发作，重者持物不稳。中医认为，老年人手抖一般由元阳不足所致，可用艾灸脐下关元穴培元固本，以达到消除手抖的目的。

十二、面瘫

穴位贴敷方

方法：细辛、白芥子、羌活、延胡索各10克。上药共研成粉，用姜汁调成糊状，每次取0.5～1克，贴于患侧下关、地仓、颊车、听会、风池等穴位，外以胶布固定，疼痛灼热甚时（约2小时）则去掉。每4天1次，一般7次痊愈。

主治：面瘫。症见口眼㖞斜，泪液外溢，不能鼓腮吹气，恶风寒，舌红苔薄白，脉浮，中医辨证属风寒袭络、经气阻滞型者。

中药液外治方

方法：白及15克，米醋、姜汁各适量。先将白及加水久煎取汁，浓缩成糊状，再加米醋和姜汁煮沸调匀。用时将加温的药液涂于患侧，每天3～5次，每次以温水擦洗后再涂。病程长者同时内服白及粉，每天3次，每次15克，饭后以姜汤送服。

主治：面瘫。

十三、头面疾病

中药贴敷涌泉方

引火归原、上病下取、内病外治等在中医理论与实践上均有渊源可寻。临床应用涌泉贴敷中药引火归原法治疗30例头面疾病的门诊患者，取得了一定的疗效，现介绍如下。

【临床资料】

30例患者均以头面部症状如头痛、眩晕、咽痛、口疮等为主诉，且伴有下列症状之一：①腰膝酸软，畏寒肢冷，下肢尤甚，或头重脚轻；②耳鸣、耳聋；③面白或黧黑；④夜尿频多，口淡不渴或渴喜热饮；⑤舌淡，脉沉细无力；⑥曾服清热泻火药，症状反加重。

【治疗方法】

以头部症状为主者，取肉桂、制附子各30克，冰片3克，下肢冷甚、夜尿频多者，加硫黄6克，共研细粉；以咽喉口舌症状为主者，取肉桂、吴茱萸各30克，冰片3克，共研细粉。治疗时均取药粉以陈醋调和，压成药饼至五分硬币大小，分置于双侧涌泉穴，外贴胶布固定。若局部充血灼痛者，可外涂植物油以减轻刺激。每天换药1次，连用7～10天为1个疗程。

【治疗效果】

1.疗效标准

显效：头面部症状消失，或病灶消散、愈合，其他临床症状消失或明显改善。有效：头面部症状明显减轻，病灶缩小或消散，其他临床症状一半以上明显改善。无效：头面部症状及其他临床症状无明显改善。

2.治疗结果

本组30例患者经治疗显效10例，有效16例，无效4例，总有效率为86.7%。

【典型病例】

张某，男性，68岁。因舌疮反复发作1个月而来诊。伴下肢冰冷、腰膝酸软、耳鸣、夜尿频多等症状。曾服黄连上清丸、牛黄解毒片等清热泻火药，药后症状有短暂减轻，随后发作症状加重。诊见舌尖、舌边有黄豆或绿豆大小的浅溃疡面，上附薄白苔，舌质淡红而润，脉沉细无力。遂以吴茱萸、硫黄、冰片等药按适当比例混匀研成粉，醋调外敷双侧涌泉穴，每天换药1次，同时停服清热泻火药。治疗2天后疼痛减轻，治疗5天后疼痛基本缓解，溃疡愈合，1周后症状完全消失。改用口服金匮肾气丸温补肾气以善后。随访2个月未复发。

【体会】

引火归原是针对肾虚火不归元的一种治法。该证的病机多为各种因素导致的肾阴阳亏损。阴虚则不能涵阳致水亏火旺，阴盛则迫阳上越致上热下寒，二者均呈虚火浮越之象。本法所选用的药中，肉桂辛热而归肾脾心肝经，制附子辛热归心肾脾经，硫黄性温归肾与大肠经，三者均有补火助肾、下壮元阳之功。吴茱萸辛热，虽归肝脾胃经，但肝肾同源，其理相同，均可奏引火下行之效。冰片透达毛窍以引药力，以醋之酸敛防药力之耗散，亦合本方配伍之义。涌泉穴为足少阴之井穴，借药力由此引肾中上浮之火下行归元，其理甚明。此外，肾为先天之本、五脏之根，故咽喉口舌之虚火虽属心属肺，亦可由此引而下行。本法成本低廉，疗效满意，且对皮肤无损伤，亦无胃肠刺激作用，易为患者接受，值得临床推广应用。

十四、老年期精神病

中药熏洗方

随着年龄的增长，老年人机体各系统的功能呈逐渐下降趋势，各种疾病的患病率不断升高，患精神疾病的老年人也日渐增多，精神疾病已经成为影响老年期健康的主要问题，同时给家庭和社会带来沉重的精神和经济负担，越来越受到人们的重视。老年人的肝肾代谢功能下降明显，且常伴有多种躯体疾病，一旦出现精神症状需要服用一些抗精神病药物时，对药物就会更加敏感，容易出现药物副作用及一些不良反应。应用中药方剂加热煎煮后熏洗双足，协助控制老年期精神病患者的症状，取得了满意的疗效，现介绍如下。

处方：夜交藤40克，制草乌、伸筋草、合欢花各30克，艾叶、路路通、乌梅、赤芍、桂枝、鸡血藤、川楝子、五味子、夏枯草各20克。

用法：将上药装入大药罐中煮沸30分钟，去除药渣将药液倒入盆内，温度保持在40～50℃，让患者泡脚，药液泡至踝关节以上。每天2次，每次15～20分钟。

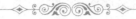

十五、汗证

中药擦浴方

方法：浮小麦、酒曲（又名酒饼，即常规酿酒用酒曲）各等量。上药混匀研成粉，于每晚洗澡后取50克加温开水3000毫升，擦全身，局部汗多处多擦浴。每天1次，每次洗浴5分钟，3天为1个疗程，可连续治疗2个疗程。

主治：汗证。症见形体偏瘦，多汗，睡眠时易汗出，食欲差，乏力，平素易感冒，舌淡，少苔，脉细，中医诊断为汗证，属气阴两虚型者。

药浴止汗方

早在《黄帝内经》中就已有"其有邪者，渍形以为汗"等有关水疗的记载；张仲景则在《金匮要略》中开药浴法之先河。随后，药浴法一直沿用并不断发展，应用范围也逐渐扩大。

中医药浴法是借沐浴时水的温热之力及药物本身的功效，使全身的皮肤毛孔张开，从而起到发汗退热、祛风除湿、温经散寒、疏通经络、调和气血、消肿止痛、祛瘀生新等作用的一种方法。虚汗频发的老年人，可以试用以下的止汗方进行沐浴。

1.收敛止汗汤

处方：五味子50克，黄柏40克，麦冬、艾叶各30克。

用法：上药水煎取药液兑入木桶中进行沐浴，沐浴时注意避风保暖，有条件者可浸泡于浴池。3～4天沐浴1次。

功效：养阴，收敛止汗。适合各种类型的盗汗（即睡觉时汗出）。

2.龙牡止汗汤

处方：煅龙骨（先煎）60克，煅牡蛎（先煎）30克，黄芪20克，防风、白术各15克，麻黄根、白矾各10克。

用法：将上药入锅，加水煎煮40分钟，去渣取汁，与50℃左右的温水一同倒入桶中，浸泡双足。每次30分钟，每天1剂，10天为1个疗程。

功效：益气固表止汗。适用于乏力、汗出，并伴有面色苍白的人群，也适合流行性感冒患者。

十六、肥胖

中药敷脐方

方法：制附子、干姜、吴茱萸、苍术、泽泻、茯苓、丁香、肉桂、川芎各3份，白胡椒1份。上药混匀研成细粉，备用。治疗时取药粉5～6克，用藿香正气水调匀成饼贴敷于脐部，用热水袋外敷。隔天1次，每次2小时，共治疗24次，其间可休息7～10天。

主治：虚型单纯性肥胖。

十七、糖尿病

中药足浴方

足浴疗法又称洗足疗法，即用温水或药液浸泡摩擦双脚的一种特殊治疗方法。足虽处于人体最底部位并承受身体的全部重量，但却能灵敏地反映五脏功能的强弱和精气的盛衰。糖尿病患者在诊治过程中可通过观察足的动态来预示病情轻重。如步履平稳，行走如常，表示疾病轻浅；步履蹒跚，痿弱无力，则表示病重精亏。合理组方，通过药物刺激足部经络穴位，调节脏腑功能，可达到提高疗效、增强体质、促进康复的目的。

处方：生石膏、地骨皮各50克，黄芪30克，山茱萸15克，黄连10克，水蛭9克。

加减：肢体麻木、疼痛、瘙痒者，加徐长卿30克，白花蛇10克，全蝎、蜈蚣各5克；下肢浮肿者，加益母草100克，牛膝15克；心悸、胸闷者，加瓜蒌30克，三七10克。

用法：上药加入沸水2000～2500毫升，浸泡60分钟后煎煮，大火煮沸后改小火煮25分钟，将药液滤出，再加水2000毫升煎煮，30分钟后滤出药液，将两次水煎液合并，备用。用时患者正坐，将双足浸泡在温度适宜的药液中，同时反复摩擦双足的外侧、内侧、足背、足底，如水温降低，可不断添加热水以保持温度。每天1～2次，每次20分钟左右，连续洗浴2～3个月为1个疗程。每次洗浴完毕，用干毛巾擦干双足，注意保暖，同时抬高双足，休息10～15分钟后再行动。

中药足浴辅治早期糖尿病肾病方

糖尿病肾病是糖尿病患者慢性微血管的并发症之一，是造成晚期肾衰竭的常见原因。临床应用中药足浴辅助治疗早期糖尿病肾病患者，取得较好的疗效，现介绍如下。

【临床资料】

共治疗25例患者，其中男12例，女13例；年龄43～70岁；病程2～8年。

【治疗方法】

处方：当归、丹参、川芎各25克，大黄、蒲公英、白花蛇舌草各20克，白术、黄芪、山药、菟丝子各15克，制附子、甘草各10克。

用法：上药加水煎3次，共取煎液4000毫升，去渣，放晾至37～38℃，倒入足浴盆中。先将脚置于足浴盆中，以能没过脚踝部为宜，然后逐渐加热至42℃左右即可，保持水温不变，浴足时要时常搓动足部，以患者出汗为度，汗退后静卧。每天1次，每次30～40分钟。

【治疗效果】

1.疗效标准

显效：症状减轻或消失，内生肌酐清除率增加大于或等于30%，或血清肌酐降低大于或等于30%。有效：症状减轻或消失，内生肌酐清除率增加小于30%，或血清肌酐降低小于30%。无效：不符合显效或有效标准者。

2.治疗结果

治疗患者25例,显效11例,有效12例,无效2例,总有效率为92%。

【体会】

糖尿病肾病由于病程日久,以五脏气血阴阳虚损为主,脾失健运,肾失封藏,血行不利则为水,水液输布失常,致痰湿(浊)血瘀互结。足与肾脏关系最为密切。双足有60多个穴位,6条经脉循行。中药足浴治疗通过热效应使药液中的离子通过经络流到全身,从而达到疏通经脉、改善血液循环、促进气血运行、加速体内代谢产物排出的目的。同时,药物通过离子运动、热能、水压等物理因素共同作用刺激足部,可以激发机体自身调节作用,增强机体的免疫功能。

中药泡浴治糖尿病皮肤瘙痒症方

皮肤瘙痒症是糖尿病的常见并发症,该症一般多较顽固,临床治疗极为困难,部分患者即使血糖控制达标,瘙痒仍不能明显改善,严重影响患者身心健康与生活质量。临床研究在综合治疗的基础上采用中药泡浴治疗,取得较为满意的疗效,现介绍如下。

【临床资料】

共治疗68例患者,其中男46例,女22例;年龄48～65岁;病程1个月至5年不等。

诊断标准:糖尿病伴全身性或局部性皮肤瘙痒症,无任何原发皮疹,有抓痕、血痂、色素沉着,瘙痒剧烈夜间更甚者,诊断为糖尿病皮肤瘙痒症。

排除标准:①同时合并有其他皮肤疾病,或皮肤有面积较大破损者;②有明显肝肾功能不全,或合并糖尿病酮症者;③血糖控制不符合拟定标准者;④患有病毒性肝炎、肺结核等传染性疾病者;⑤有明显心肺功能不全症状者。

【治疗方法】

处方:黄柏、蛇床子、白鲜皮、地肤子、苦参各50克,当归、防风、荆芥各30克,蝉蜕20克,明矾、芒硝各10克。

用法：上药水煎取药液兑入木桶中，水温保持在40～45℃，将全身浸泡在药液中，仅露头部，并不断擦洗皮肤，使药物充分吸收。每天1次，每次30～45分钟（年老体弱者可适当减少治疗时间），2周为1个疗程。

注意：空腹或进食过饱不宜进行药浴。在药浴过程中，如出现面色苍白、心悸等不适症状应立即停止治疗。治疗结束后要注意保暖，防止受凉感冒。

【治疗效果】

1.疗效标准

入组时评价患者瘙痒程度，按4级评分：0分为无瘙痒；1分为轻度瘙痒，可不搔抓；2分为中度瘙痒，可忍受，但烦躁，需经常搔抓；3分为重度瘙痒，难以忍受，反复搔抓，影响睡眠。分别于用药2周、4周后观察患者的瘙痒程度并记分，同时记录相关的不良反应。痊愈：瘙痒积分下降率达95%。显效：瘙痒积分下降率为60%～94%。好转：瘙痒积分下降率为20%～59%。无效：瘙痒积分下降率小于20%。积分下降率计算公式：（疗前积分—疗后积分）/疗前积分×100%，以痊愈和显效例数之和计算有效率。

2.治疗结果

68例患者经治疗2周，痊愈35例，显效21例，好转9例，无效3例，总有效率达95.6%。

【体会】

皮肤瘙痒症在糖尿病患者中较常见，属中医学的"风瘙痒""痒风"等范畴。中医学认为，消渴病合并皮肤瘙痒，主要病机为气阴两虚，风燥内生，瘀血阻络，肌肤失养，加之风邪袭扰，或为湿邪浸渍，肌肤失养，风邪客于腠理，故生痒疾，若风邪夹湿则顽疾难除，治疗应以润燥疏风、除湿止痒为大法，力求标本兼顾。本方中选用荆芥、防风疏风止痒，剔除风邪，风熄则痒止；黄柏、蛇床子、苦参燥湿，湿邪即去，则痒消人安；白鲜皮散肌肤之风、润肌肤之燥；地肤子清皮肤中之湿热与风邪而止痒；当归活血和血，使肌肤得养，正气得复，痒风自消；蝉蜕有透疹止痒之功；明矾、芒硝更有止痒之奇效。本方既有祛风燥湿止痒之品，又有清热润燥活血之味，诸药合用，共奏润肤祛风燥湿止痒之功。此外，泡浴使药物的有效成分直接作用于皮肤、孔窍、腧穴等部位，直达病所，减少了口服药物的不良反应，故可收到满意的效果。

中药分型泡洗治糖尿病足方

糖尿病足作为糖尿病常见并发症之一，多伴有肢体疼痛、麻木、发凉，甚至可出现足部坏疽、溃疡或全身中毒症状，对患者日常生活及生活质量造成严重影响。研究指出，在常规治疗基础上予以中药泡洗法治疗，有助于降低糖尿病足患者血糖水平，改善神经功能，促进下肢血液循环。现将中药分型泡洗治疗糖尿病足的临床疗效介绍如下。

【临床资料】

选择患者60例，其中男31例，女29例；年龄25～69岁；病程1～15年。中医证候诊断标准参照《中医病证诊断疗效标准》中糖尿病足临床诊断标准。

临床症状：①湿热毒盛型，症见局部皮色紫暗，渐变紫黑，溃破腐烂，气秽，创面肉色不鲜，舌红，苔黄腻，脉弦数。②气阴两虚型，症见皮肤干燥，指甲增厚变形，毫毛脱落，肌肉萎缩，舌红，苔黄，脉弦细数。③气血两虚型，症见坏死组织脱落后创面久不愈合，肉芽红而不鲜，舌质淡胖，脉细无力。

【治疗方法】

治疗前进行抗感染、控制血糖、合理饮食等对症治疗。

①湿热毒盛型处方：金银花50克，水蛭、大黄、红花、白及、牛膝各30克，蒲公英25克，知母、玄参、萆薢、黄柏、黄芩、黄连、连翘、乌梢蛇各20克，露蜂房15克。

②气阴两虚型处方：金银花50克，当归、黄芪、丹参、水蛭、白及各30克，蒲公英25克，石斛、连翘、玄参、牛膝、乳香、没药、乌梢蛇各20克，露蜂房15克。

③气血两虚型处方：金银花50克，黄芪、皂角刺、紫花地丁、水蛭各30克，蒲公英25克，乌梢蛇、白术、川芎、当归、赤芍、乳香、白及、没

药、白芍各20克，露蜂房15克。

以上处方用法：将上药放入盆内，加水5000毫升，浸泡3小时后小火煎煮，煮沸30分钟后，去渣取液熏足部，待药液温度适宜时，浸泡患足30分钟。每天2次，15天为1个疗程，治疗2个疗程。

【治疗效果】

1.疗效标准

痊愈：临床症状消失，创面完全愈合。显效：临床症状显著改善，创面范围减少≥70％。有效：临床症状明显改善，30％≤创面范围减少≤69％。无效：临床症状无明显变化，创面范围减少≤29％，或扩大。

2.治疗结果

治疗患者60例，痊愈20例，显效25例，有效14例，无效1例，总有效率为98.3%。

【体会】

糖尿病足属中医学"血痹""消渴""脱疽"等范畴，以痛、痿、麻、凉为主要症状，病机有标本之分，标为痰浊、寒凝、瘀血阻络，本为阴虚、气虚，主要病理过程为瘀血阻滞经络导致肢体失养肉腐成疽。本研究根据糖尿病足不同分型予以不同治疗方案。湿热毒盛型方中，玄参有泻火解毒、清热凉血之功；知母有滋阴润燥、清热泻火之功；萆薢有清热利湿之功；白及有消肿生肌、收敛止血之功；牛膝有消肿止痛、活血行瘀之功；连翘有消肿散结、清热解毒之功；当归有调经止痛、补血活血、润燥滑肠之功；黄芩、黄柏、大黄、黄连有清热解毒、收湿敛疮之功。气阴两虚型方中，石斛有清热生津、滋阴养胃的功效；黄芪有托疮生肌、益气升阳的功效；没药、乳香有消肿生肌、活血止痛的功效。气血两虚型方中，皂角刺有消痈疽肿毒之功；紫花地丁有清热解毒的功效；乌梢蛇有通络、祛风、止痉之功；白术有燥湿利水的功效；川芎有祛风止痛、活血行气的功效，同时川芎可降低血液黏稠度，抑制血小板聚集，防止微血栓生成。现代药理学认为，活血化瘀药物可发挥抗血小板聚集、抗血栓、抗凝、改善肢体血流等效果。本研究结果显示，泡洗治疗可使药物在热能作用下经

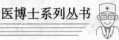
皮肤孔穴、腧穴进至血络，改善足部微循环，缓解皮肤发凉、指端疼痛等症状，减轻下肢动脉阻塞及狭窄程度，提高治疗效果。

十八、寒性胃痛

姜葱麦麸热敷方

临床研究采用姜葱麦麸热敷法治寒性胃痛疗效好，且简便易行，现介绍如下。

【治疗方法】

处方：鲜生姜、大葱白各120克，小麦麸500克，黄酒250毫升。

用法：先将姜、葱切碎，与麦麸混合，再用黄酒拌匀后，分成2份，用白细布2块分别包好，放入锅内蒸热。然后用干净毛巾或白布叠数层铺于肚脐上，再取1包药隔布趁热熨肚脐，冷后更换，再蒸再换，交替熨之，以腹内感觉舒适时为止。

主治：胃痛。症见胃部冷痛、遇寒加重、腹部胀满不舒等。

【典型病例】

杨某，男，40岁。因受寒腹部胀痛，胃脘疼痛，逐渐加重，神色萎靡昏沉，脉细而无力。急用此法热敷1小时，症状缓解，痛止。

【体会】

胃痛为临床常见症状，现代医学急性胃炎、慢性胃炎、胃溃疡、胃肠神经官能症等皆可见胃痛症状。热敷法利用麦麸质轻柔软以蓄热力，生姜具有温中之功，葱白有散寒之用，佐黄酒以增强姜、葱的宣散作用，达到散寒通结的效果，适用于寒、结、痛证。施行此法时，需保持室内温度，谨避风寒，防止复感，熨烫药包的热度与肚脐铺布的层数均应适宜，以免烫伤皮肤。

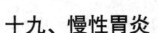

十九、慢性胃炎

中药内服外敷方

中药散剂穴位外敷配合内服中药治疗脾胃虚寒型慢性胃炎疗效好，现介绍如下。

【临床资料】

35例患者均来自门诊，其中男21例，女14例；年龄17～76岁；病程6个月至23年；胃镜检查，浅表性胃炎28例，萎缩性胃炎7例；胃黏膜活检查，幽门螺旋杆菌感染13例。

所有病例都参照《实用内科学》诊断标准，并且都符合中医辨证为脾胃虚寒型胃炎；症状表现为胃脘隐痛，胃痛喜按喜温，便溏或腹泻，舌质淡红，苔薄白，脉细弱。

【治疗方法】

1.外用方

处方：丁香、肉桂、沉香、木香、乌药各等量。

用法：上药混匀研成粉，贮于密封容器中，用时取药粉5克，用纱布包裹，固定于中脘穴或神阙穴（脐部）。每天换药1次。

2.内服方

处方：黄芪、桂枝、白芍各10克，大枣6克，甘草、生姜各5克。

加减：泛吐清水痰涎者，加法半夏、陈皮各10克，干姜6克；泛酸者，加吴茱萸6克，煅瓦楞子20克，黄连3克；形寒肢冷者，加制附子（先煎）、鹿角霜各6克；便溏明显者，加山药、补骨脂各10克；消化不良者，加神曲、鸡内金各10克；有瘀滞、胃脘刺痛、舌暗红有瘀点、脉涩者，加丹参、乳香各10克。

用法：上药水煎分3次服。每日1剂，半个月为1个疗程，半年后随访。

【治疗效果】

1.疗效标准

治愈：临床主要症状消失，胃镜检查活动性炎症消失，慢性炎症好转达轻度，幽门螺旋杆菌彻底清除。显效：临床主要症状消失，胃镜检查黏膜急性炎症基本消失，慢性炎症好转，幽门螺旋杆菌清除。有效：临床主要症状消失，胃镜检查黏膜病变缩小二分之一以上，胃黏膜活检幽门螺旋杆菌弱阳性。无效：临床症状、胃镜检查、胃黏膜活检未见好转。

2.治疗结果

治疗患者35例，治愈13例，显效12例，有效7例，无效3例，总有效率为91.4%。

【典型病例】

鲍某，男，35岁。近3年来，患者自感上腹部经常隐隐作痛，饥则尤甚，食后腹胀，遇寒加重，时泛吐清水，大便偏溏，舌胖质淡，苔白，脉细弱。经胃镜检查为慢性浅表性胃炎，胃黏膜活检幽门螺旋杆菌（+），中医辨证为脾胃虚寒、饮停中焦，治宜益气健脾、温中化饮。处方：黄芪、桂枝、白芍、法半夏、茯苓、白术、神曲各10克，陈皮6克，干姜5克。服药同时中脘穴外敷上述外用方，每天换药1次。服3剂后，胃脘隐痛消失，大便溏薄显著减轻。10天后，诸症消失，继续治疗10天巩固疗效。半年后随访未见复发。

【体会】

慢性胃炎属中医"胃脘痛""痞证""腹痛"等范畴。胃为水谷之海，位居中焦，主受纳腐熟水谷，外感诸邪，内伤七情，饮食不节，可致脾胃升降失常，久则损伤胃阳，而致脾胃虚寒。有资料表明，脾胃虚寒型胃炎占胃炎的大多数，常规用药易产生耐药性，且易复发，故临床采用内外同治。外用方中丁香、肉桂温经散寒止痛，以助胃阳；沉香、木香、乌药行气止痛，以通调中焦。五药合用，达到散寒气、调诸气、和胃气的效果。药物贴敷中脘穴，通过经脉的传导转输到达病位，再加中药汤剂内服，内外合治，相得益彰。临床观察表明，本方温而不燥，辛而不烈，外敷穴位，微微导入，直达病所，对治疗脾胃虚寒型慢性胃炎疗效明显，对胃痛疗效更佳，且不易复发，用药简单方便，值得进一步研究推广。

二十、呃逆

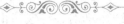

中药敷脐方

脐疗是中医传统的治疗方法之一，具有经络穴位效应和药物经皮吸收的双重作用，临床研究用脐疗法治呃逆疗效显著，现介绍如下。

【临床资料】

共治疗患者32例，其中男25例，女7例；年龄22～82岁；呃逆持续时间1～14天。

【治疗方法】

处方：白胡椒2克（约40粒），芒硝10克，朱砂0.5克。

用法：上药混匀共研成粉，将药粉装入边长12厘米的正方形布袋内，敷药时患者取仰卧位，先将脐部清洗干净，再将药袋敷于脐部。3天换药1次。敷药部位要准确，为防止药袋脱落或错位，可用胶布固定，再加宽腰带固定。

注意：患者应饮食有节，勿食生冷，忌食辛辣肥甘厚味之品。保持心情舒畅，避免七情刺激。若局部有皮肤溃烂、损伤或炎症者禁用此法。

【治疗效果】

1.疗效标准

显效：治疗1次呃逆即消失，停止治疗后无复发。有效：治疗1次呃逆消失，但随后再发，再次治疗有效；或治疗1次呃逆减轻，但不消失，再次治疗仍有效。无效：治疗1次呃逆不减轻亦不消失，甚至有所加重。

2.治疗结果

治疗患者32例，显效15例，有效12例，无效5例，总有效率为84.4%。

【体会】

呃逆又名打嗝，指胃气上逆出于喉间，呃声连作，声短而不能自制为主的病证，常突然起病或间歇为患，亦可持续不已，甚者可并发虚脱之危候。其发病之因有外邪致呃，瘀血致呃，饮食不节、情志失舒、正气亏虚

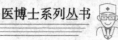

致呃等。白胡椒为温里药，芒硝为泻下药，朱砂为安神药，三者合用可有温中散寒、软坚散结、安神定志、清热解毒、降逆止呃的作用。

　　神阙穴位于脐中，为经络总枢，经气之汇海。脐与诸经百脉相通，贯穿于十二经脉之间，联系全身经脉，通过经络作用于全身脏腑。因此，药物敷脐能迅速作用于全身，从而增强脾胃运化传导、升清降浊的作用。脐在胚胎发育过程中为腹壁最后闭合处，表皮角质层最薄，屏障功能最弱，敷药后药物成分最易被吸收；此外，脐下腹膜内有丰富的静脉网，动脉各支也通过脐部。药物成分经皮肤吸收后可直接扩散到静脉网和动脉分支而进入内循环到达病所。此法用药安全可靠，简便易行，无不良副作用。

二十一、消化不良

熏脐灸方

　　功能性消化不良是临床常见的一组综合征，临床以上腹疼痛、腹部胀气、反胃、呕吐、嗳气等为主要表现，且不伴有器质性疾病。本病症状容易反复发作，持续时间较长，病程累计一般可超过一个月。临床研究应用熏脐灸法治疗脾胃气虚型功能性消化不良，效果良好，现介绍如下。

　　【临床资料】

　　选择医院收治的功能性消化不良患者33例，其中男23例，女10例；平均年龄（41.36±3.51）岁；病程2～10年；患者症见上腹疼痛，腹部胀气，反胃，呕吐，嗳气，舌淡苔白，脉细。

　　【治疗方法】

　　处方：党参、白术、茯苓、制半夏、陈皮、木香、厚朴、生姜、炙甘草各10克。

　　用法：上药混匀研成细粉，治疗时将生姜汁加入药粉中调匀，制成直径2～3厘米、厚0.3～0.5厘米的药饼，药饼上用棉签扎3～5个小孔，将药饼置于脐中，再以艾条做温和灸。每天1次，每次灸30分钟，2周为1个疗程，

2个疗程后观察治疗效果。

【治疗效果】

治疗患者33例，痊愈10例，显效16例，有效5例，无效2例，总有效率为93.9%。

【体会】

中医认为，功能性消化不良与脾胃的功能异常有关，脾与胃相互制约，协调互用，胃降则和、升则健，脾胃内伤，则百病生。功能性消化不良的发生主要与脾胃损伤有关，病情反复发作，久病必虚。脾胃虚弱是功能性消化不良的内因。危北海教授在《医学文集》中讲到，消化系统疾病表现出来的所有消化道症状皆由脾气虚弱所致，脾胃气虚型是一种最常见的功能性消化不良，治疗以健脾益气为主。熏脐灸是指将药粉敷在患者脐部，再于其上施行艾灸的隔物灸法。人体肚脐的皮肤薄，具有药物吸收快、敏感度高等特点，在肚脐上隔药灸，使艾火的纯阳热力透入肌肤，通过刺激组织可以达到疏通经络、调和气血的效果，从而能够防治疾病，恢复健康。熏脐灸的操作方法比较简单，治疗效果显著，是现代富有绿色、自然特征的一种养生方法。脐部即神阙穴，是经络之总枢，在管理人体诸经百脉中占据着重要的防病地位。在气血阴阳失调的情况下，通过施药刺激神阙穴，对阴阳平衡进行调整，促进气血和畅，可以获得有效的治病效果。本方中党参具有补中益气、健脾益肺的功效；白术健脾燥湿，加强益气助运之力；茯苓药性甘、淡平，可入心肺、脾胃经，利水渗湿，健脾宁心，苓术相配，则健脾祛湿之功益著；制半夏具燥湿化痰、降逆止呕、消痞散结之功，治呕吐、反胃效佳；陈皮为辛温之品，善于益气健脾；木香行气止痛消食；厚朴具行气化滞、宽中消痞之功；生姜性辛温，归肺、脾经，具温中止呕之功，有"呕家圣药"之称；炙甘草益气和中，调和诸药。诸药配伍，共奏益气健脾、理气和胃、止呕、止痛之功。本研究结果表明，对于功能性消化不良患者而言，特别是脾胃气虚型病例，采用熏脐灸法治疗可以获得满意效果。综上所述，脾胃气虚型功能性消化不良采用熏脐灸治疗临床疗效明显，值得大力推广和运用。

中药泡脚方

方法：神曲、白花蛇舌草、蒲公英各30克，苏梗、山楂各15克，法半夏、麦芽、陈皮各10克。煎水泡脚，每天1次。

主治：胃肠功能不佳，消化不良。

二十二、化疗呕吐

中药敷脐方

恶性肿瘤，尤其是一些失去手术机会的患者，通常会采用化疗手段，然而化疗会引发一些并发症与不良反应，其中呕吐是不良反应中最为常见的一种。临床采用中药敷脐法治疗恶性肿瘤化疗呕吐取得良好效果，现介绍如下。

【临床资料】

共治疗36例患者，其中男20例，女16例；年龄25～79岁。

【治疗方法】

处方：黄芪30克，党参20克，苏梗、姜半夏各15克，黄连、黄芩、陈皮、干姜各10克。

用法：上药混匀研成粉，用醋将药粉调制成膏状，将其均匀敷在患者的脐部（敷药前用温水洗净），用医用纱布覆盖，再用医用胶布加以固定。每天1次，3天为1个疗程，连续治疗3个疗程。

【治疗效果】

治疗患者36例，治愈22例，显效12例，有效1例，无效1例，总有效率为97.2%。

【体会】

中医认为，之所以患癌症，主要是因为人体阴阳失衡、正气虚弱，邪毒入侵，从而造成气血瘀滞、内脏功能失调，久而久之将会形成癌症，正虚为产生癌症的内因。除此之外，中医还认为，化疗药物虽然能够抗癌、驱邪，但是毒性较大。癌症患者在使用化疗药物的时候，虽然驱邪，但是已经伤及正元，损伤脾胃，使脾胃失调，浊邪上升，升降失常以致引发恶心、呕吐等不良反应。

临床运用中药敷脐的治疗方法，把温中止呕的中药打成粉剂，做成中药敷脐贴，中药敷脐预防化疗药物引起的恶心呕吐等不适症的疗效明显。肚脐在中医上称为神阙穴，其角质层比较薄，没有皮下脂肪，直接连接筋膜与腹膜，其下方静脉网与腹下主动脉分支较为丰富，能够透过皮肤主动吸收中药成分。干姜与姜半夏具有祛饮止呕、温阳健中的作用；黄连与黄芩具有清热燥湿的作用；黄芪与党参具有健脾益气的作用；陈皮具有理气除胀的作用；苏梗味辛，具有行气导滞、宽中止呕的作用。研究发现，本方中姜半夏起到镇吐作用的主要成分是生物碱、葡萄糖醛酸苷以及维生素B，其能够抑制呕吐神经，起到止吐的作用；黄连起到兴奋及镇静肠胃平滑肌的作用；党参调节肠胃运动，并且能够解决放疗化疗造成的白细胞下降问题；黄芪则能增强患者机体免疫力；苏梗还能够促使消化液加速分泌，起到加强肠胃蠕动的作用。

中药敷脐法相对于西药治疗效果更胜一筹，采用中药治疗使得患者痛苦减轻，无并发症，更为安全可靠，值得推广。

二十三、腹胀

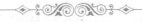

白萝卜敷脐方

方法：取5厘米长短、硬币厚薄的白萝卜皮，在沸水中烫1分钟，晾凉后将内侧贴敷于肚脐，用胶布固定。每天餐后贴1小时，连用1周。

主治：老年人腹胀。

炒稻谷壳外治方

方法：稻谷壳100克，炒至微黄，加白酒10～20毫升拌匀，装入干净布袋内，待温（以免烫伤皮肤），固定于患者腹部3～5小时。每天1次，3～7天可痊愈。

主治：腹胀。单纯性消化不良所致者。

二十四、腹痛

中药敷脐方

方法：延胡索、白芍、肉桂各10克，木香、甘草、莱菔子、槟榔各6克。上药混匀研成粉，用醋调成糊状，敷于脐部（治疗前用温水洗净），上覆纱布固定。每天换药1次，3天为1个疗程。

主治：腹痛。症见腹痛时作，四肢不温，舌淡苔白，脉沉细。

生姜敷脐方

方法：生姜250克，洗净捣烂，挤出姜汁，备用。将姜渣炒热，装入布袋内，热熨患处。姜渣凉后，加入姜汁再炒热，复熨之。

主治：腹痛。症见因过食生冷、油腻之品而引起的脘腹痞满、胀痛等。

二十五、便秘

中药敷脐治老年人气虚便秘方

气虚型功能性便秘是临床常见的病症，近年来由于人们生活节奏加快、工作压力增大、起居饮食无规律等原因，本病发病率呈上升的趋势。

老年人肠道活动能力减弱，肠黏膜分泌与吸收功能减退，增加了结肠癌变、心脑血管疾病的发生风险，严重影响其生活质量甚至威胁生命健康。口服乳果糖溶液并加用中药敷脐治疗老年人气虚型功能性便秘疗效好，现介绍如下。

【临床资料】

选择老年人气虚型功能性便秘患者40例；患者年龄大于或等于65岁；便秘时间超过6个月；每周排便少于3次；至少25％的时间排便为块状便或硬便，或25％的时间有排便困难、排不净感；不用泻药时很少出现稀便；症见大便干、排出艰难，或虽有便意但排便不畅，便后乏力，动则气短，面白神疲，舌淡苔白，脉细弱；在半年内经全结肠镜或钡灌肠检查排除大肠器质性病变，1周内化验大便常规及隐血未见异常。

【治疗方法】

处方：黄芪20克，火麻仁、枳壳各10克，陈皮6克。

用法：上药混匀后研成细粉，装瓶备用，每次取药粉9克，加入适量蜂蜜调制成药饼，取无菌敷料贴覆盖于神阙穴（肚脐）上。每天1次，每次6～12小时。使用脐疗法治疗的同时服用乳果糖溶液。口服乳果糖用量为15毫升，每天2次，症状无改善者可逐渐增量至30毫升，每天2次，起效后改为10毫升，每天2次，2周为1个疗程。

在治疗期间，患者或家属每日记录内容包括服药剂量、腹痛、腹胀或腹部不适感、是否排便或排便次数、大便性状、其他不良反应等，于治疗后2周观察疗效。

【治疗效果】

1.疗效标准

显效：便秘症状明显改善。有效：症状好转。无效：症状无改善。

2.治疗结果

治疗患者40例，显效10例，有效22例，无效8例，总有效率为80％。

【体会】

老年人肠道蠕动能力减弱，肠黏膜分泌与吸收功能减退，肠道微生态环境脆弱，是本病发病率上升的原因。西医治疗副作用大，治疗费用相对较高，中医针刺及中药治疗虽然疗效众所周知，但是操作要求较高，不利于推广实施。因此，寻求更加经济便利、疗效确切，副作用及依赖性都相对较小的方法日趋必要。从中医外治疗法中挖掘脐疗法进行治疗，具有简、便、廉、验的特点，可有效解除患者的痛苦。本方既可补脾益气又可润肠通便，治老年人气虚型功能性便秘疗效好。

单味中药贴敷治老年糖尿病便秘方

糖尿病便秘为老年糖尿病中常见的神经病变早期症状，影响患者的生活质量。临床应用中药贴敷肚脐（神阙穴）治老年糖尿病便秘取得满意疗效，现介绍如下。

【临床资料】

共治疗患者132例，其中男54例，女78例；年龄60～92岁；糖尿病病史5～33年；3～10天内无大便，有2个月至3年的便秘史。其中糖尿病神经病变49例，糖尿病合并脑血管病31例，糖尿病合并冠心病22例，糖尿病肾病16例，糖尿病足14例。

【治疗方法】

在常规治疗、严格控制血糖的基础上采用中药贴敷疗法治疗，方法如下。

大黄（研粉）5～10克，用醋调成糊状。患者取仰卧位，暴露脐部，用药糊填满肚脐，外敷塑料薄膜，并用胶布固定。每天更换1次，连用5次为1个疗程。

【治疗效果】

1.疗效标准

显效：2天内排便1次，便质转润，排便通畅，短期无复发。好转：3天内排便1次，便质转润，排便欠通畅。无效：症状无改善。

2.治疗结果

第一疗程：显效56例，好转61例，无效15例，总有效率为88.6%。

第二疗程：显效77例，好转46例，无效9例，总有效率为93.2%。

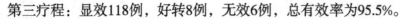

第三疗程：显效118例，好转8例，无效6例，总有效率为95.5%。

【体会】

神阙穴为先天之结蒂，后天之气舍，介于中、下焦之间，又是肾间动气之处，故该穴与脾、胃、肾的关系最为密切。中药敷脐可以通过脐部的经络循行速达病所，起到疏通经络、调达脏腑、泻热通便的作用。

《神农本草经》云："大黄味苦性寒，入脾、胃、大肠、肝、心包经，破癥瘕积聚，留饮宿食，荡涤肠胃，推陈致新，通利水谷（道），调中化食。"现代药理学研究表明，大黄所含结合性大黄酸类物质，能刺激大肠壁引起肠管收缩，分泌增加，使大肠内容物易于排出，从而起到泻下通便的作用。醋辛散芳香，可增强药物渗透力，助达病所。大黄粉用醋调糊成敷脐具有刺激肠道穴位、促进药物局部吸收的双重作用，通过穴位贴敷直接刺激肠道，促进已紊乱的肠道功能恢复，减少药物对其他系统的刺激，有缓泻通便的作用。临床观察本法疗效好，且给药途径便捷，起效快，价格低廉，无不良反应，同时也避免了口服导泻药物给药量和时间难以控制所致的不良反应。为保证药物与皮肤最大效应地发挥透皮作用，用药前须用75%酒精棉棒清洁脐部。

中药脐疗治功能性便秘方

功能性便秘是一种非器质性病变引起的便秘，主要表现为持续性排便困难、排便次数减少或有排便不净感，严重影响患者的生活质量。西医治疗本病多以促胃肠动力药及导泻药为主，长期应用可产生药物依赖性而导致便秘更顽固。脐疗属于中医外治法的一种，是将药物做成药丸，借助贴敷外敷于脐部神阙穴治疗疾病的一种方法。临床采用中药脐疗法治疗气虚型便秘，收到较好的疗效，现介绍如下。

【临床资料】

共治疗气虚型便秘患者60例，其中男30例，女30例；年龄44～75岁；病程2～11年。患者症见便秘日久不愈，气短神疲，倦怠乏力，面色苍白，舌淡苔白，脉细无力。

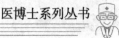

【治疗方法】

处方：大黄、枳实、厚朴、芒硝各10克。

用法：上药混匀研成粉，用甘露醇调成药丸。使用时贴敷于脐部神阙穴，每天2次，上、下午各1次，每次4小时，3周为1个疗程。同时配合饮食调节，多食富含纤维素的食物，多饮水，增加运动量，治疗期间不服用其他通便药物。

【治疗效果】

1.疗效标准

痊愈：大便正常，与便秘有关的自觉症状均消失。显效：便秘症状明显改善，主要症状减少70％以上。有效：便秘症状有所改善，主要症状减少30％以上。无效：便秘症状无改善，或主要症状减少不足30％。

2.治疗结果

治疗患者60例，痊愈20例，显效21例，有效17例，无效2例，总有效率为96.7％。

【体会】

中医学认为，便秘主要病机为气虚所致，气为血之帅，气行则血行，气虚则大肠传导乏力，血虚则大肠不能濡润，致糟粕难行，大便秘结。故治疗气虚型便秘，当以益气行血为治疗原则。目前中医治疗气虚型便秘多以口服中药汤剂或中成药为主。有研究证实，应用补中益气汤治疗气虚型便秘具有较好的临床疗效。

本研究中，应用中药脐疗治疗气虚型便秘，神阙穴系胃肠盘曲汇聚之处，与五脏六腑、奇经八脉、十二经络以及三焦之枢密切相关，且该穴位表皮薄，缺乏皮下脂肪，对药物具有快速和极强的吸收和传导能力，并随气血运行于全身上下及表里，从而很好地发挥疗效。方中，大黄攻积除热，润肠通便；枳实破气、消积、导滞，有下气导滞通便之功；厚朴苦降下气消积除胀满；芒硝味咸苦性寒，有泻热通便、软坚润燥、消肿泻火之效；甘露醇具有高渗性作用，同时还具有促进药物渗透吸收及润肠的作用。诸药合用，共奏下气导滞及润肠通便之功。

六味中药穴位贴敷方

便秘是消化道疾病最常见的症状之一。流行病学资料显示，便秘患病率随年龄增长明显增加，60岁以上患者明显增多。便秘不仅影响生活质量，而且已成为许多消化系统疾病、心脑血管疾病的重要诱发因素。老年便秘病因多为气血亏虚，气虚导致大肠传导无力，阴血亏虚则肠道干涩，予中药穴位贴敷神阙穴，益气健脾、润肠通便疗效显著，现介绍如下。

【临床资料】

患者均来自某中医院脾胃病科，共治疗22例。

【治疗方法】

处方：白术、大黄、火麻仁各20克，枳实、桃仁、延胡索各10克。

用法：上药混匀共研细粉，用凡士林调匀制成药膏。先用酒精棉球消毒患者脐部后嘱其平卧，再取配制好的药膏适量，均匀地涂抹在穴位敷料上，然后敷于脐孔，妥善固定，4～6小时后取下。每天1次，连续治疗14天后观察疗效。

注意：如治疗后便秘转变成泄泻则立即停止治疗。若贴敷后短时间内有局部瘙痒、热痛等感觉，严重者应马上取下敷料然后清洁皮肤。

【治疗效果】

1.疗效标准

痊愈：大便正常，其他症状全部消失。显效：便秘明显改善，排便间隔时间及便质接近正常；或大便稍干而排便间隔时间在72小时以内。有效：排便间隔时间缩短1天，或便质干结改善。无效：便秘及其他症状均无改善。

2.治疗结果

治疗患者22例，痊愈4例，显效10例，有效4例，无效4例，总有效率为81.8%。

【体会】

白术补脾益胃、燥湿和中，主治脾胃气弱、不思饮食、痰饮、自汗。大黄泻热毒、破积滞、行瘀血，主治实热便秘、谵语、食积痞满。枳实破气、散痞、消积，主治胸腹胀满、痞痛、实热便秘、积滞腹痛、泻痢不爽。桃仁破血行瘀、润燥滑肠，主治热病蓄血、血燥便秘。延胡索活血、散瘀、理气，主治心腹腰膝诸痛、癥瘕、跌打损伤。火麻仁润燥、滑肠、活血，主治肠燥便秘、消渴、痢疾。中药穴位贴敷治疗便秘，既有药物经皮吸收又有经络穴位效应的双重治疗作用，药物可经局部皮肤组织吸收，可避免肝脏及各种消化酶、消化液对药物成分的分解破坏，同时也避免了因药物对胃肠的刺激而产生的不良反应。神阙穴为任脉上的阳穴，经穴位给药，药物成分通过经络感传影响多层次的生理功能，可产生相互激发和协同作用，引起生理上的放大效应。穴位贴敷治疗便秘方便，安全有效，无副作用、无痛苦，价格低廉，值得推广。

小承气汤沐浴脐周治中风便秘方

临床研究采用中医经方小承气汤沐浴脐周治疗中风便秘30例，疗效确切，现介绍如下。

【临床资料】

30例急性中风患者经颅脑CT或MRI（磁共振）确诊，其中男22例，女8例；平均年龄（66±15）岁；脑梗死22例，脑出血8例；中医辨证为肝胃郁热15例，痰热腑实15例。

症见半身不遂，大便秘结，腹中胀满而硬，烦躁易怒，神疲少气，口苦咽燥，舌红，苔焦黄或焦黑燥裂，脉弦或沉数。

【治疗方法】

处方：厚朴、枳实各10克，大黄9克。

用法：上药加水煎煮2次，共煎取药液2000毫升左右，待药液温度适宜时，用纱布沐浴脐部、脐周处，并揉擦下腹部。每天2次，每次20分钟，2周为1个疗程。治疗期间忌食辛辣香燥之品，戒烟酒，保持心态平衡，进食易消化食物。

【治疗效果】

1.疗效标准

痊愈：大便通畅，持续3个月未复发，排便间隔时间正常。显效：大便易排出，伴发症状消失或基本消失，排便间隔时间基本正常。有效：大便较易排出，伴发症状改善，排便间隔时间明显缩短。无效：治疗后大便仍未排出或排出困难，伴发症状无明显变化。

2.治疗结果

治疗患者30例，痊愈11例，显效14例，有效4例，无效1例，总有效率为96.7%。不良反应：腹泻6例，停药后好转。

【典型病例】

患者，女，64岁。中风半年，左侧半身不遂，大便秘结，腹中胀满而硬，烦躁易怒，口苦咽燥，舌红苔黄，脉弦有力。中医辨证为痰热腑实。治疗按上法洗浴3天，大便自解。7天后，解便较容易。2周后，大便解下轻松。

【体会】

药浴在我国有悠久的历史。脐即神阙穴，足阳明下夹脐；足太阴之筋，结于脐；足少阴之筋，下系于脐；冲脉者，起于气街，并足少阴之经，夹脐上行，至胸中而散，督脉少腹直上者，贯脐中央。故利用脐部皮肤结构有利于药物吸收的特点和经穴刺激作用，借助水温之力及药物本身功效，达到行气活血通腑之效，使气血调和，调节脏腑功能，治疗疾病。中风患者多卧床，邪阻中焦，化热化燥而成腑实，中焦失于升清降浊。胃为水谷之海，胃气主降，以降为顺，胃气不降则壅滞而致腹胀、便秘等症。肝为刚脏，主疏泄，喜条达舒畅而恶抑郁，焦虑、忧伤等情志变化又导致肝的疏泄功能失常，肝木乘土，横逆犯胃，亦使胃失和降，脾不升清，六腑壅积。本方中大黄性猛善走，素有"将军"之称，可泄热通便，荡肠胃积滞，泄血分实热，有清热泻火、凉血解毒、活血祛瘀之功；厚朴宽肠行气、化滞除满，枳实下气消痞，二者助大黄推荡积滞以加速热结之通泄。诸药合用，共奏通便泄热、荡涤肠胃之功。本研究表明，小承气汤沐浴脐周治疗中风便秘，方法简便，疗效迅速，副作用小，值得临床推广应用。

大戟大枣外敷方

方法：大戟2克，大枣6枚。将大戟研成粉，红枣去核捣成糊状，与大戟粉调制成膏状，敷于脐部，外用胶布固定。一般用药后半小时即可见效。

主治：便秘。症见大便干结，排出困难，排便间隔时间延长，2～3天不大便，舌红苔黄或少苔，脉细或细数，中医辨证属燥热内结、气虚传送无力或阴虚血少者。

中药敷脐方

方法：当归、大黄、厚朴、枳壳各等量。上药混匀共研细粉，加蜂蜜调制成膏状。用棉签蘸温水擦洗净脐部，将药膏敷于神阙穴后，外用胶布固定。每天1次，每次贴4～6小时，3次为1个疗程。

主治：便秘。

大黄外敷方

方法：大黄（研粉）5克，与适量芝麻油（约3克）混合调制成糊状。用单层纱布进行包裹，对局部皮肤进行清洁后，将其贴敷在神阙穴。每天换药1次，3天为1个疗程。

主治：便秘。症见排便次数减少，排便时间长，粪质干燥，排出困难，舌红苔黄等。

中药辨证加减敷脐方

方法：大黄、芒硝各50克，厚朴、枳实各30克，皂角刺、冰片各20克。

加减：阴寒凝结大便艰涩、腹痛拘急、胁痛拒按、胁下疼痛、手足不温、喜热恶寒、腰背酸冷、舌淡苔白、脉弦紧者，加制附子、细辛各15克；气虚，虽有便意但临厕努挣乏力，挣则汗出短气，便后乏力，大便不干而硬，面白、舌淡苔薄白、脉沉细者，加黄芪30克；血虚大便秘结、面色少华、头晕目眩、心悸气短、失眠多梦、唇舌色淡、苔白、脉细弦者，加当归20克。

用法：将上药混匀研成粉，密封备用，用时将药粉用蜂蜜或植物油调成糊状，以不流动为宜，均匀地摊平在敷料上，贴敷于脐部，用胶布固定。每2天换药1次，10次为1个疗程，共治疗3个疗程。

主治：便秘。

二十六、腹泻

中药内服外敷治慢性泄泻方

慢性泄泻是一种常见的胃肠病证，主要临床特征是大便次数增多，粪质稀薄甚至泻如水样，久治不愈。本病证一年四季都有可能发生，夏秋两季是多发季节。临床发现以中药内服外敷治疗本病取得良好的效果，现介绍如下。

【临床资料】

共治疗患者34例，其中男21例，女13例；年龄9～70岁；病程2个月至20年。

【治疗方法】

1.内服方

处方：白扁豆、山药各20克，茯苓、薏苡仁各15克，陈皮、莲子、白术、党参各10克，砂仁、甘草各6克。

加减：脾胃虚弱兼夹脾阳虚、食少、腹胀腹痛、喜温喜按、便溏者，加干姜10克，制附子5克（先煎）；脾阴虚口干、舌红少苔、脉细数者，加沙参、麦冬各10克；肾阳虚寒、畏寒肢冷者，加补骨脂、吴茱萸各10克，制附子5克（先煎）。

用法：水煎分3次服，每天1剂。

2.外用方

用法：取牛皮纸2厘米×2厘米大小一块，取药膏（肉豆蔻粉3份，五倍子粉3份，用凡士林调成膏状）黄豆粒般大小涂于纸上，贴于腹部神阙、天枢、中脘等穴，外用胶布固定。7天为1个疗程，共治疗3个疗程。

【治疗效果】

1.疗效标准

痊愈：大便成形，排便规律，每天1～2次，腹痛腹胀消失。显效：排便次数减少，但每天仍2次以上，不成形，腹痛腹胀减轻。无效：排便次数、大便性状及腹痛腹胀等没有明显改变。

2.治疗结果

治疗患者34例，痊愈19例，显效12例，无效3例，总有效率为91.2%。

【体会】

慢性泄泻是临床常见病证。现代医学认为，慢性泄泻主要是由病毒、细菌、食物毒素或化学性毒物、药物作用、肠过敏、全身性疾病等造成胃肠分泌、消化、吸收和运动功能紊乱的结果。临床大多表现为大便稀薄、次数增多、腹胀肠鸣等症状。中医认为，泄泻是因脾病而生，强调治疗上应从治脾入手，以健脾化湿为根本大法。

本方中党参、白术、山药、莲子益气健脾，补其虚；茯苓、薏苡仁渗湿健脾，除其湿；砂仁芳香醒脾开胃，调其气，行其滞。诸药配伍，共成补虚、除湿、行滞、健脾之剂。现代药理研究显示，本方具有调节胃肠运动的功效。小剂量对肠道蠕动有兴奋作用；大剂量则有抑制作用，可解除肠道痉挛，能增强肠道对水的吸收，缓解腹泻，还有增强免疫功能、抗疲劳等作用。

外用药膏具有温中散寒、收涩止泻、行气止痛之功效。五倍子使皮肤黏膜、溃疡等组织蛋白质凝固而呈收敛作用；肉豆蔻含肉豆蔻油，少量使用能促进肠道蠕动，大量则有抑制作用，其止痛作用更明显。采用经穴贴敷法，既有药物刺激而起调经、祛邪、扶正之用，又利于药物有效成分的直接吸收，尤其是神阙穴处的神经血管吸收良好，且与胃肠近邻，吸收药物直达病所，较快地促进其黏膜炎症的改善，从而发挥祛除病症、增强体

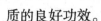

质的良好功效。

综上所述，采用中药内服联合药膏外敷穴位治疗慢性泄泻疗效显著，具有在临床实践广泛应用和推广的前景。

中药散敷脐治寒湿泄泻方

寒湿泄泻是临床常见病，主要表现为大便水样，便次增加，容易并发脱水及电解质紊乱，若不及时治疗，易延误病情，甚至危及生命。临床研究采用中药散敷脐治寒湿泄泻60例，疗效满意，现介绍如下。

【临床资料】

选择门诊的腹泻患者60例，其中男31例，女29例；平均年龄23岁；平均病程3天；平均大便次数为每天6次，伴有食少、腹痛等症状。

寒湿泄泻是中医泄泻病的一个证型，主要表现为泄泻清稀，甚至水样便，常伴腹痛、肠鸣，食少，舌淡苔白腻，脉濡缓，可兼有恶寒发热。选择符合寒湿泄泻诊断标准的患者，便次大于每天4次，镜检无红细胞、白细胞，排除霍乱、菌痢。

【治疗方法】

处方：车前子9克，吴茱萸、白术各6克，丁香、胡椒、肉桂各3克。

用法：上药混匀研成粉，加食醋适量调成糊状，敷于脐部，用胶布或伤湿止痛膏固定。每天1次，连用2～3天。

【治疗效果】

1.疗效标准

治愈：主要临床症状消失，大便转为成形便，大便次数减少，少于每天2次，恶心、腹痛消失，食欲增加。显效：主要临床症状明显改善，大便转为烂便，大便次数减少，少于每天3次。无效：大便性状无改变，次数无减少，临床症状无变化，甚至病情加重。

2.治疗结果

治疗患者60例，治愈45例，显效15例，总有效率为100%。

【体会】

中药散敷神阙穴，是中医学家吴尚先"外治之理即内治之理，外治之药亦即内治之药"理论的运用。神阙穴，即脐部，属任脉，任脉为"阴脉之海"，与督脉、冲脉"一源而三歧"，共同调解五脏六腑、四肢百骸及十二经脉之气血，故能补虚泻实，可升可降，统领三焦，唐代医学家王焘称之为"元神之阙庭"，主治百病。药物经该穴吸收，可疏通经络，通调水道，调和气血，达到治疗的目的。现代医学研究认为，脐的表皮角质层最薄，脐下无脂肪组织而又有丰富的静脉网与门静脉相连，其皮肤筋膜和腹膜直接相连，故渗透性强，药物易透过脐部皮肤角质层进入细胞间质，迅速扩散入血而达全身。

寒湿泄泻的病位在肠，病机为寒湿内停，湿困脾土。脾喜燥而恶湿，湿重则运化失职，清浊不分，故泻下清稀。诸病水液，澄澈清冷，皆属于寒。故治宜温肾扶脾，固肠止泻。本方中丁香辛温，入胃、脾、肾经，温中暖肾；吴茱萸辛、苦温，入胃、脾、肝、肾经，温中止痛，降逆止呕；胡椒辛热，入大肠经，温中驱寒；肉桂辛热，通脉、温补；车前子淡渗利湿；白术健脾利湿，使湿邪自小便而利，如张子和《儒门事亲》所说的"凡治湿，皆以利小溲为主"。诸药合用，共奏温中散寒、温肾扶脾、利湿止泻之功。此外，醋有收敛固涩之功。敷脐通神阙穴，具有祛风燥湿健脾、解除腹胀、调气血之效，从而达到促使胃肠功能恢复的目的。

总之，中药散敷脐治疗寒湿泄泻，安全、疗效好、使用方便，值得临床推广应用。

穴位贴敷方

方法：木香、小茴香、香附各等量。将上药打成粗粉，装入布袋内，放入微波炉里加热至50℃。待温度降至适宜时将布袋置于脐腹部，在神阙穴、上脘穴、中脘穴、下脘穴、关元穴、气海穴等处来回熨敷。每个部位停留时间不超过5秒，每次热熨15分钟，每天2次。药袋可使用2天。

主治：腹泻。症见大便每天4～10次不等，泻黄色稀水样便，伴腹痛、腹胀、口渴及食欲差等症状，舌淡苔白，脉浮紧，中医辨证属风寒型者。

四味中药敷脐方

方法：白术、茯苓、木香各10克，藿香3克。上药混匀共研成粉，用2层细纱布包裹，使用前先将脐部清洁消毒，再用药包敷于脐部，外用胶布固定。每天1次，每次敷1～2小时，7天为1个疗程。

主治：腹泻。

薄荷叶敷脐方

方法：薄荷叶100克，吴茱萸、花椒、胡椒各30克，大枣适量。前4味药研成粉，每次用3克，与去核大枣1枚调和成饼，贴于神阙穴（脐部），外用胶布固定，5小时后取下，隔日再贴1次。

主治：腹泻。症见大便次数增多，便溏或完谷不化，多于食后或晨起则泻，食欲差，神疲，面白或萎黄，肢体欠温，外感风寒或进食生冷、油腻、难消化等食物后加剧，舌淡苔白，脉弱，中医辨证属脾肾阳虚型者。

敷脐治慢性虚寒腹泻方

方法：干姜、补骨脂、桑螵蛸各50克。上药加水500毫升煎煮20分钟，取汁用纱布热敷肚脐周围。每天1次，每次30分钟。

主治：慢性虚寒腹泻。症见泻下清稀，四肢怕冷，舌淡苔白，脉细。

二十七、慢性乙型肝炎胁痛

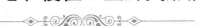

中药穴位贴敷方

胁痛是指以一侧或两侧胁肋疼痛为主要表现的病症，本病早在《黄帝内经》中有记载。《素问·脏气法时论》曰："肝病者，两胁下痛引少腹。"胁痛之病，主要责之于肝胆，也是慢性乙型肝炎的常见临床表现之一。临床研究采用活血止痛贴敷阿是穴治疗慢性乙型肝炎胁痛，疗效显著，现介绍如下。

【临床资料】

凡具有胁痛典型症状，符合慢性乙型肝炎诊断标准者可入选。共治疗患者50例，其中男26例，女24例；平均年龄（38±9）岁。

诊断标准：参照2000年中华医学会传染病与寄生虫病学分会、肝脏病学会修订的《病毒性肝炎防治方案》及《中药新药临床研究指导原则》中医辨证标准拟定，选择符合慢性乙型肝炎诊断标准，具有一侧或两侧胁肋疼痛表现的患者。

排除标准：肿瘤、急腹症、孕妇、哺乳期妇女及对本药过敏者。

【治疗方法】

处方：乳香、没药、血竭、细辛、红花、三棱、莪术各10克，三七、冰片各5克。

用法：上药混匀研成粉，与适量凡士林混合，摊在无纺布胶布上，贴于阿是穴（疼痛处）。每3天换药1次，1个月为1个疗程。

【治疗效果】

1.疗效标准

痊愈：症状、体征消失或基本消失。显效：症状、体征明显改善。有效：症状、体征均有好转。无效：症状、体征均无明显改善，甚至加重。

2.治疗结果

治疗患者50例，痊愈16例，显效22例，有效7例，无效5例，总有效率为90%。

【体会】

胁痛是慢性乙型肝炎常见的临床表现之一，其主要病机为肝络失和，初病在气，气滞日久则转为血瘀，或气滞血瘀并见，瘀血阻络，"不通则痛"，治疗应以通为主，以行气活血、化瘀止痛为法。

穴位贴敷属中医外治法之一，在我国现存最早的医方专著《五十二病方》中即有记载。药物贴敷于特殊经穴，对人体腧穴的理化刺激有特殊的敏感性，能放大其作用，迅速在相应组织器官产生较强的药理反应，而且经皮给药能有效避免肝脏首过效应，使药物保留有效成分，同时可以减少药物对胃肠道刺激产生的不良反应。活血止痛贴主要成分为乳香、没药、血竭、细辛、红花、三棱、莪术。方中乳香活血，没药散血，皆能止痛消肿生肌，故二药经常相兼而用；三棱气味俱淡，微有辛意，莪术味微苦，气微香，亦微有辛意，二药性皆微温，为化瘀血之要药；血竭具有活血定痛、化瘀止血之功，常用于跌扑折损、内伤瘀痛，药理研究显示血竭外用有明显的抗炎镇痛作用；红花辛温无毒，有活血通经、祛瘀止痛之效；细辛虽属辛温疏散药，但能走表行里，止痛功效尤强，广泛应用于头痛、胸痹心痛、蛔厥腹痛、风湿痹痛、跌打伤痛等。药物贴敷于阿是穴，透皮吸收，直达病所，发挥活血化瘀、行气止痛之功效。慢性肝炎患者往往病程日久，长期口服药物的使用受到一定程度的限制，而中药外治简便易行，起效快，副作用小，值得临床推广。

二十八、黄疸

中药熏洗方

方法：茵陈、山楂各30克，山栀子、佛手、赤芍各20克，大黄10克，炙甘草5克，大枣3枚。将上药装入布袋内，再将布袋放入锅中加水煎煮，待温度降至适宜时，以药水熏洗身体。每天1次，每次20分钟，5天为1个疗程。

主治：黄疸。症见面目皮肤发黄，颜色鲜明，状如橘色，烦躁易怒，小便黄赤，大便秘结或灰白，舌红，苔黄厚腻，脉滑数，中医辨证属湿热内蕴型者。

二十九、脂肪肝

中药浴足方

方法：党参、白术、茯苓、陈皮、柴胡、红花各20克。上药加水浸泡10分钟，水煎取汁，待温度适宜时浴足。每天1次，每次30分钟，30天为1个疗程。

主治：脂肪肝。

三十、肝硬化腹水

中药敷脐方

各种原因导致的肝硬化发生率极高，腹水是失代偿期肝硬化的常见并发症，极易合并出现腹水感染、肝性脑病、肝肾综合征等，严重影响患者的生存质量及寿命。本病属中医四大顽症"鼓胀病"范畴，临床治疗颇为棘手。本研究应用中西医结合的方法，在西医治疗的基础上，采用穴位贴敷法治疗肝硬化腹水，取得了良好的疗效，现介绍如下。

【临床资料】

选择中医肝肾病医院肝病科住院的肝硬化失代偿期合并腹水患者33例，其中男18例，女15例；平均年龄（40.2±6.8）岁；平均病程（8.4±2.6）年；乙型肝炎肝硬化14例，丙型肝炎肝硬化8例，原发性胆汁性肝硬化5例，酒精性肝硬化6例。

纳入标准：①年龄38～65岁；②B超提示肝硬化、腹水。

排除标准：①对所用药物过敏者；②肾源性、心源性腹水，合并恶性肿瘤者；③合并其他严重并发症如消化道出血、肝性脑病、细菌性腹膜炎患者。

【治疗方法】

处方：大戟、甘遂、麻黄、葶苈子、牵牛子、槟榔、大黄各30克。

用法：上药混匀研成粉，用姜汁调成糊状敷于脐部，外用胶布固定。每天1次，14天为1个疗程。

【治疗效果】

治疗患者33例，显效20例，有效10例，无效3例，总有效率为90.9%。

【体会】

本研究证实，肝硬化腹水患者在常规治疗的基础上加用中药敷脐，可以明显改善患者腹胀，促进腹水消退，减小腹围，增加24小时尿量。其机制可能与改善患者消化道症状有关，患者敷药后饮食改善，从而有利于肝脏炎症的好转。

外　科

一、血管瘤

鲜半夏外治方

临床研究采用鲜半夏治疗海绵状血管瘤10例均获良效，现介绍如下。

【治疗方法】

鲜半夏适量。洗净，去皮，蘸醋涂擦患处，每天2～4次。

【典型病例】

患儿，男，1岁半。患儿出生后其母即发现患儿背部有一个大红点，随年龄增长，红点逐渐增大，高出皮肤，呈紫蓝色，柔软似海绵状。经医院皮肤科确诊为海绵状血管瘤。来诊时已有花生米大，经用上方治疗40天，瘤体完全消失，皮肤恢复正常，未留痕迹。随访未复发。

患儿，女，1岁。患儿左眉处有一块豆粒大肿物，柔软，无痛痒，呈紫红色，压之褪色，放手又恢复原状。经医院皮肤科确诊为海绵状血管瘤。经用上法治疗20余天而瘤体消失，皮肤正常，未损及左侧眉毛。

【体会】

海绵状血管瘤多因痰湿凝结，气血瘀阻经络所致。治疗宜化痰行气，祛痰散结，解毒消肿。半夏具有辛散温通、祛痰散结、降逆止呕之功。本品生用有毒，以毒攻毒，可散痈消肿，故可用于治疗瘿瘤、瘰疬、痈疽等病症。合食醋以增强其活血散瘀、消散积聚之功能，并可引药入经，共奏解毒散结、活血消肿之效。

二、烫伤

中药粉外治方

方法：黄连、地榆按1：3的比例共研细粉，以芝麻油调为糊状涂患

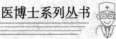

处。涂药后，不用包扎，让其自然流水，干后再涂，腐水流尽，自然结痂，不用手挠，让其自然脱落，以免留下瘢痕。

主治：轻度烫伤。

煅鸡骨粉外治方

民间验方煅鸡骨粉治疗水火烫伤后伤口久溃不愈疗效好，现介绍如下。

【临床资料】

治疗患者30例，其中男14例，女16例；年龄3个月至60岁；病程多在2～4周。均经多方治疗而创面仍溃破不愈，流淌清水，其中5例兼化脓。

【治疗方法】

取鸡骨（以1年内雄鸡骨为佳）放在木炭火上煅烧，直至鸡骨完全呈乳白色后，研为细粉，即为鸡骨粉。将适量鸡骨粉均匀撒在创面上，每天1次。一般不需包扎，合并感染者可加用抗生素。

【治疗效果】

治疗患者30例，27例于3～6天内创口愈合，且不留瘢痕；2例化脓时间较长，在愈合后留下瘢痕；另1例因伤口面积过大，而转院治疗。

【体会】

煅鸡骨粉治疗烫伤伤口久溃不愈为民间验方，未见于方书，亦无临床报道。但经民间使用本方疗效确切，具有收敛生肌之功，作用与煅石膏类同。煅鸡骨粉的主要成分是钙质，而煅石膏的成分是硫酸钙，故两者功效类似。

刘寄奴外敷方

中药刘寄奴有消瘀止痛、止血消肿的功效，是治疗跌打损伤的常用药。临床研究用其治疗烫伤、烧伤，疗效显著，现介绍如下。

【治疗方法】

取适量鲜刘寄奴全草洗净，将其捣成泥状。先用生理盐水清洗患处，再用灭菌棉球擦干，将药泥直接敷于患处。每天换药1次，1周即愈。

或将刘寄奴全草洗净晾干，研成粉后装瓶备用。用时加芝麻油调成糊状，按以上方法敷于患处即可。

【体会】

刘寄奴在田间地头随处可见，采摘方便，经济实用，操作简单，用其治疗烫伤有活血消肿、护肉不腐、不留瘢痕的功效，值得推广使用。

三、伤口感染不愈

中药熏洗方

方法：蒲公英30克，苦参、黄柏、白芷、木鳖子、连翘各12克，金银花、赤芍、丹皮、甘草各9克。上药共倒入砂锅中加水煎煮，煮沸15分钟后滤渣取液，趁热熏蒸患处。待药液的温度降至适宜时，用镊子夹一块无菌纱布蘸药液擦洗创面，将创面脓血分泌物擦洗干净，再用无菌纱布包扎。每天1次，每次60分钟。一般熏洗10～15次，伤口完全愈合。

主治：伤口感染久治不愈。

四、肛门瘙痒

中药熏洗方

方法：五倍子、地肤子、蛇床子各15克。上药加水煎成小半盆，先熏蒸后外洗患处。每天1次，连用10～15天。注意：治疗期间忌酒和辛辣刺激性食物，不用热水或碱性皂擦洗患处。

主治：肛门瘙痒。

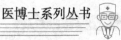
治蛲虫病肛痒方

方法：鹤虱、花椒、白鲜皮各15克，苦楝根皮9克。上药水煎，熏洗肛门后坐浴，每天1次。

主治：蛲虫病肛痒。

五、痔疮

中药熏蒸方

痔疮是肛肠疾病中的常见病，发病率较高。中医学认为，痔疮是由风、热、湿、燥邪结于下焦所致。临床上常把痔疮分为三期：Ⅰ期，无痛苦，症状以便血、分泌物多、瘙痒为主；Ⅱ期，便血，痔随排便脱垂，但能自行回纳；Ⅲ期，又称晚期，内痔脱垂于肛门口外，或每次排便脱出肛门口外，不能自行回纳。临床采用中药汤剂对Ⅰ、Ⅱ期痔疮进行保守治疗和对Ⅲ期痔疮手术后辅助治疗，取得满意效果，现介绍如下。

【临床资料】

本组56例患者中，男25例，女31例；年龄25～60岁；Ⅰ期18例，Ⅱ期27例，Ⅲ期11例。

【治疗方法】

处方：金银花50克，艾叶、花椒、芒硝各30克。

加减：湿热下注、舌红苔黄腻、脉滑数者，加黄柏、土茯苓各15克；热伤肠络、痔疮出血、舌红苔黄、脉数者，加旱莲草、侧柏叶各15克；气滞血瘀、舌暗红或有瘀点、脉涩者，加赤芍15克。

用法：上药用布包好，勿包太松，以免药渣漏出，亦勿太紧，以利于药物充分浸泡。将药包放入盆中，加入沸水1000毫升，加盖5分钟后揭开盖子，熏蒸患部，待水温不烫手时坐浴。凉后再加热水，每次坐浴1～2小时，每天2次，7天为1个疗程。Ⅲ期患者可于术后先用温水清洁伤口，再以药液坐浴，坐浴后每天换药1次。

【治疗效果】

1.疗效标准

治愈：症状消失，痔核消失或全部萎缩。显效：症状消失，痔核明显缩小。有效：症状改善，痔核有所缩小。无效：症状体征及痔核形态无明显改善。

2.治疗结果

治疗56例患者，治愈29例，显效18例，有效5例，无效4例，总有效率为92.9%。

【典型病例】

王某，男，46岁。自述因饮酒及食辛辣之物诱发痔疮发作，痔核脱出，不能自行回纳，内服药物及外用栓剂多日无效特来就诊。症见痔核肿胀，疼痛，质硬，局部有溃疡。诊断：痔疮（Ⅲ期）。建议选择手术治疗。术后给予金银花50克，旱莲草、艾叶、花椒、芒硝各30克，赤芍15克。水煎，以药液外洗熏蒸坐浴，每天2次，并嘱大便后熏蒸，务必使伤口充分浸泡于药液中，每天换药1次。坐浴后疼痛明显减轻，患部渗液明显减少，手术后第7天伤口基本愈合，第10天完全愈合。

【体会】

使用中药外洗治疗痔疮，能使药物直接作用于患部，缩短伤口愈合时间。本方中金银花、黄柏清热燥湿解毒，为主药；艾叶、花椒温通经脉，祛湿止痛止痒；旱莲草补肾养阴，凉血止血；芒硝软坚散结；赤芍凉血活血，祛瘀止痛。诸药配伍，相得益彰，共奏清热燥湿、凉血软坚、定痛止痒之功效。

中药熏洗方

痔疮或称痔，是临床上一种最常见的肛门疾病，常言道"十男九痔"，可见痔疮患者群之广。根据发生部位的不同，痔可分为内痔、外痔和混合痔。内痔的常见临床症状是间歇性便后出血，部分患者可伴发排便困难。当内痔合并发生血栓、嵌顿、感染时则出现疼痛。以中药熏洗治疗痔疮取得较为满意的疗效，现介绍如下。

【临床资料】

35例患者均来自门诊，年龄19～66岁；病程最短5天，最长10天。临床表现：大便时或大便后出血，一般血色鲜红，也有在排便时痔核脱出，或伴有肿痛、瘙痒、渗液等症状。

【治疗方法】

处方：芒硝30克，鱼腥草、蒲公英、马齿苋、槐花、苦参、蛇床子各20克。

加减：伴有湿疹症状严重者，加黄柏、苍术各20克。

用法：上药加水2000毫升，煮沸10分钟，将药液置于盆中，先熏后洗，水温适宜时坐浴15分钟。每天1次，7天为1个疗程。

【治疗效果】

1. 疗效标准

治愈：在1个疗程内肿痛、出血、渗液消失，痔核回缩。好转：在1个疗程内肿痛、出血、渗液消失，痔核回缩程度大于三分之二。无效：在1个疗程内仍有肿痛、出血、渗出症状，痔核回缩程度小于三分之二。

2. 治疗结果

治疗35例患者，治愈26例，好转8例，无效1例，总有效率为97.1%。

【体会】

痔疮中医称为"肠风"。脏腑本虚、饮食不节、久痢久泄、久坐、久站、负重远行、便秘、妇女怀孕分娩等都是其发病的原因。中药熏洗疗法，不仅适用于痔疮的急性发作，而且在痔疮的预防保健和保守治疗方面效果也较为明显。本病早在《五十二病方》中就有用药熏洗的记载，《外科正宗》全面提出了痔疮的熏洗疗法。熏洗方中芒硝清热消肿；鱼腥草、蒲公英清热解毒；马齿苋、槐花凉血止血；苦参、蛇床子燥湿止痒；苍术、黄柏清热燥湿。

中药熏洗根据发病机理采用针对性用药，临床应用取得较好疗效。饮食不节、情志郁结、过劳过逸、嗜好烟酒、喜食辛辣刺激食物等都可能是致病的诱因。因此，在治疗期间，患者还应调节情志，避免过劳过逸，养成良好的饮食和生活习惯以配合治疗，改善症状。

四味中药熏洗方

痔疮是人体直肠末端黏膜下和肛管皮肤下静脉丛发生扩张和屈曲所形成的柔软静脉团，亦称痔，又名痔核、痔病、痔疾等。痔疮包括内痔、外痔和混合痔，是肛门直肠底部及肛门黏膜的静脉丛发生曲张而形成的一个或多个柔软静脉团的一种慢性疾病。中药外用治痔疮疗效显著，现介绍如下。

【临床资料】

患者30例，其中男12例，女18例；年龄最小者18岁，最大者50岁；外痔18例，内痔10例，混合痔2例；大便带血者16例，无出血者14例。

【治疗方法】

处方：蒲公英、艾叶、槐花各30克，花椒15克。

用法：上药加水2000毫升，煮沸后小火再煮30分钟，去渣取药液，趁热先熏蒸后坐浴1小时。每天1次，15天为1个疗程。

【治疗效果】

1.疗效标准

治愈：水肿、痔核、疼痛消失，出血停止，大便正常。好转：疼痛、水肿缓解，痔核缩小，出血量减少，大便时疼痛减轻。无效：疼痛、水肿、痔核无改善，大便疼痛或出血如前。

2.治疗结果

30例患者中治愈8例，好转20例，无效2例，总有效率为93.3%。

【典型病例】

患者，男，30岁。外痔史3年，常伴有疼痛、出血，食用辛辣刺激性食物后尤甚，中医诊断属外痔。处方：蒲公英、艾叶、槐花各30克，花椒15克。水煎去渣取药液，先熏后洗。7天后疼痛、水肿缓解，痔核缩小，出血量减少，大便时疼痛减轻。连用本方15天后疼痛、水肿、痔核完全消失，出血停止，大便正常。观察1年无复发。

【体会】

痔疮与饮食起居、久站久行、便秘腹泻、妊娠分娩、遗传，以及风、湿、燥、热等有关，发病率高，治愈后易复发。花椒止痛，蒲公英散结消肿，艾叶止血，槐花凉血止血。因此，本方治疗痔疮简便易行，疗效显著，无副作用，值得推广。

中药熏洗坐浴方

方法：黄柏、苦参、槐花、地榆、荆芥各45克，茜草、苍术、煅石膏各15克，三七粉10克。上药水煎熏洗坐浴，每天2次，每次30分钟，用药6剂有效。治疗期间禁食辛辣之品，保持大便通畅，以防复发。

主治：痔疮。症见大便后少量出血，血色鲜红，肛门周围时有黏腻或瘙痒等不适感，舌红苔黄，脉滑，中医辨证属湿热下注、脉络瘀滞型者。

蛤蟆草液坐浴方

方法：新鲜蛤蟆草100克，洗净，用1000毫升沸水浸泡10～15分钟，去渣取药液坐浴30分钟，每天2次，连用7天。

主治：痔疮。

花椒坐浴方

方法：花椒100克，薄荷、食盐各20克。将花椒加水2000毫升，浸泡约30分钟，先用大火煮沸，加盐、薄荷再用小火煮15～20分钟，然后用药液熏蒸患处，待药液温度降至适宜时再进行坐浴，每天1～2次。注意熏洗前先将患处清洁干净。

主治：痔疮。

芒硝坐浴方

方法：芒硝500克，五倍子60克，荆芥50克。上药加水5升，煎煮后过滤取药液，先以蒸气熏蒸患处，待药液温度适宜时坐浴。每天2～3次，每次20分钟，对痔疮疗效尤佳。

主治：痔疮。

六、肛裂

中药熏洗坐浴方

方法：黄柏30克，苍术、苏木各20克，侧柏叶、制乳香、制没药各15克，苦楝皮12克。上药加水3000～4000毫升煮沸，过滤留渣。先以蒸气熏蒸肛门，待药液温度适宜时进行坐浴。每天早晚各1次，每次15分钟，每剂药可使用2天。

主治：肛裂。症见肛门间歇性疼痛和便血。

七、便血

中药敷脐方

方法：五倍子适量，研成细粉，与云南白药按1：3的比例和匀，制成白倍散备用。用脱脂棉擦净肚脐，取白倍散填平脐眼，不要溢出脐外，用胶布封贴脐部。24小时换药1次，便血止后继续用药1次，以巩固疗效。

主治：便血。症见痔疮、肛裂等多种疾病引起的便后出血。

八、尿潴留

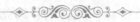

胡椒敷脐方

方法：白胡椒40粒，鲜葱白6段。两药混合，捣烂成糊状备用。将糊剂敷于肚脐及周围，直径约15厘米，以塑料膜覆盖，用胶布固定，6小时后拿掉。外敷胡椒葱糊后1.5～4小时内自行排尿，平均排尿时间2.8小时，其中以产后尿潴留患者的效果最为显著。

主治：尿潴留。

中药敷穴方

方法：葱白、白术、食盐用量比例为3∶2∶1。葱白捣成泥，白术研成粉，混匀后加盐小火炒至60～70℃，平摊于纱布上，折叠一半纱布把药物覆盖，上盖塑料薄膜，温度以不烫手为宜，敷于神阙（脐部）、中极、关元等穴位，外用热水袋加温，每次15～30分钟，注意避免烫伤。另取药物分成2份放在纱布上，将纱布上端收紧打结，敷熨双侧三阴交穴或阴陵泉穴，来回或回旋运转5～10分钟，开始用力快速，随着温度下降，力度增大速度减慢。药物冷却后需更换或加热。一般治疗后30分钟内小便自行排出。

主治：尿潴留。

生半夏敷穴方

方法：生半夏15克，大蒜2瓣。上药加水少许，共捣烂成糊状，敷于神阙穴及关元穴，外用胶布固定，再以热水袋外敷，如有灼痛感可先将热水袋去掉。一般1～2小时即可见效，见效后继续保留1小时左右，以巩固疗效。

主治：尿潴留。症见小便潴留，腹胀如鼓，大汗淋漓，舌淡苔白，脉弦滑无力，中医辨证属寒凝气滞、膀胱气化失司者。

治产后尿潴留方

方法：生姜30克，豆豉10克，食盐5克，连须葱1根。上药共捣烂成泥状，敷于脐部，外用胶布固定，并用热水袋热熨，一般经10～30分钟小便即可排出。

主治：产后尿潴留。

单味白矾敷脐方

急性尿潴留属中医学"癃闭"范畴，临床上治疗方法有多种。经研究采用白矾外敷脐部治疗本病3例，取得满意疗效，现介绍如下。

【临床资料】

患者3例，其中男1例，女2例；年龄最小36岁，最大71岁；病程均在1天之内。

【治疗方法】

取白矾3克，研成细粉，置于脐中，上敷两层纱布。取温水从纱布向脐中逐渐滴入，至白矾徐徐溶化。

【治疗效果】

1.疗效标准

治愈：小便通畅，症状及体征消失。好转：症状及体征改善。无效：症状及体征无变化。

2.治疗结果

3例患者中，1例经1次治疗痊愈；另外2例经第一次治疗后均有好转，之后每天依法治疗2次，其中1例3天治愈，另1例5天治愈。1年内随访无复发。治愈率为100％。

【典型病例】

李某，女，62岁。10余天前患感冒，一直迁延不愈，突然出现小便点滴不出，遂来诊。检查见小腹隆起，面额汗出，状态烦躁。患者自觉有强烈的排尿感，但排不出，小腹胀痛拒按，自述以前从未患过此病。医生欲行导尿术，患者拒绝。遂给予上法治疗后，患者感觉一股凉气自脐透腹，20分钟后，解出尿液逾半脸盆，尿中浮有血丝，病愈。1年后随访，未再复发。

九、老年尿失禁

艾灸方

老年尿失禁是老年人极为常见的一种症状。患者多在咳嗽、大笑、打喷嚏、站立、行走等日常活动时因腹压增高导致尿液不自主地流出，严重影响患者的生活质量并带来身心痛苦，还易导致患者发生泌尿系感染和皮肤感染等并发症。

【治疗方法】

嘱患者取仰卧位并使腹部充分暴露，用适量食盐填平肚脐后再把纯艾绒搓成纺锤状，以拇指、食指、中指三指捏紧置于平板上，用力压紧制成上尖下圆、呈圆锥形如花生米大小的艾炷放于食盐上，将艾炷顶尖部点燃令其自燃成灰或患者自觉施灸部位有发烫感时将艾炷移除为一壮，再如前法换一壮继续灸，不拘壮数多少，连续施灸至患者自觉肚腹内温热、舒服为度。治疗结束后将艾炷、脐中食盐清除后，即用伤湿膏贴敷肚脐，以防治疗后受风寒。每天1次，连续灸至痊愈后，再巩固一两次即可。

【体会】

老年尿失禁中医称之为"小便失禁""遗溺"。中医学认为，尿液的正常排出依赖于"气"和许多脏腑（特别是肺、脾、肾的调节固摄、约束）的协调平衡，以及"贮尿之器"——膀胱对尿液的贮存与排泄。所谓膀胱的气化功能，实际上就是肾的气化功能。肾气虚则气化失司而使膀胱失约、尿液失摄，临床出现尿失禁。

隔盐灸肚脐治疗老年尿失禁，与神阙穴自身特有的功能、神阙穴对艾灸的敏感性、食盐入肾有关，是一种无须内服任何药物在短时间内就可以治愈尿失禁的绿色疗法。

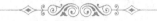

十、老年夜尿症

三味中药外治方

夜尿频多是老年人的常见临床症状之一，频繁的夜尿严重影响睡眠质量，还会增加老年患者心脑血管急症的发生率及外伤概率，给患者的生活带来诸多麻烦，严重影响其健康状况和生活质量。临床研究以中药肉桂等进行穴位贴敷治疗老年性夜尿症疗效好，现介绍如下。

【临床资料】

本研究病例共44例，其中男29例，女15例；年龄40～80岁。

西医诊断标准：夜间排尿次数达3次以上或夜间尿量持续超过750毫升称为夜尿增多。①夜间排尿3～4次，属于轻度尿频；②夜间排尿5～6次，属于中度尿频；③夜间排尿6次以上，属于重度尿频。

中医诊断标准：①肾阳虚型，症见夜间多尿，小便清长，腰背疼痛，耳鸣，偶见下肢水肿，舌质淡，苔薄白，脉沉迟或细弱；②脾肾两虚型，症见小便频数，夜间尤多，形寒肢冷，体倦神疲，头晕，耳鸣，腰膝酸软，食少，便溏，舌质淡，脉缓或沉细。

【治疗方法】

处方：肉桂40克，益智仁、乌梅各20克。

用法：上药混匀研成细粉，装瓶备用。用时取适量药粉，以陈醋调成直径1厘米大小的粒状，以透气胶布固定于涌泉穴。每晚1次，每次敷1小时，1周为1个疗程，治疗3个疗程。

【治疗效果】

1.疗效标准

痊愈：治疗后夜尿次数0～1次。显效：治疗后夜尿次数减少4次或减少50%。有效：治疗后夜尿次数减少2～3次或减少25%。无效：治疗后夜尿次数无变化或增多。

2.治疗结果

治疗患者44例，痊愈3例，显效12例，有效26例，无效3例，总有效率为93.2%。

【体会】

中医学认为，老年性夜尿症多由于肾气不足、肾阳亏虚、命门火衰不能温煦膀胱，膀胱气化无力，加之夜间属阴，则阳气亏虚更甚，不能固摄膀胱，以致夜尿增多。《黄帝内经·素问·灵兰秘典论篇》曰"膀胱者，州都之官，津液藏焉，气化则能出矣"，阐明了膀胱为藏尿之所。膀胱为津液之腑，小便乃津液之余，小便排出，依赖于膀胱的气化功能。而膀胱又与肾相表里，膀胱的气化功能又依赖于肾的蒸化。因此，治疗老年性夜尿症应采用温补肾阳、活血固涩、扶助元阳的方法。穴位贴敷疗法是常用的中医外治方法之一，具有药物经皮吸收以及经络穴位效应双重治疗特性，发挥药物"归经"和功能效应。中药外敷涌泉穴让药物经皮肤由表入里，循经络传至脏腑，发挥药物的作用，以调节脏腑气血阴阳，扶正祛邪。本方中肉桂为常用中药，味辛、甘，性大热，具有补元阳、暖脾胃、除积冷、通血脉之功效；乌梅味酸、涩，性平，有敛肺、涩肠、生津、安蛔等功效；益智仁味辛，具有温肾固精缩尿、温脾开胃摄涎的功效。本研究所选的涌泉穴，又名"地冲""地衢""蹶心"，位于足心前三分之一的凹陷中，归属肾经，又与诸脏腑关系密切；其既可调节肾经经气，又可激发全身正气。因此，采用中药穴位贴敷双涌泉穴，可以补肾温阳，改善膀胱气化功能，减少夜尿次数，从而达到治疗疾病的目的。综上所述，中药穴位贴敷双涌泉法治疗老年性夜尿症临床效果显著，适合临床推广。

十一、尿频尿急

肉桂泡脚方

方法：肉桂50克，加水煎煮，待水温降至适宜时用于泡脚，水要没过脚踝，泡至身体微微发热为宜，泡脚的同时搓擦耳及腰部，以发热为度。每天睡前1次，每次15～30分钟。

主治：尿频尿急。症见小便多，畏寒肢冷，易疲劳乏力，中医辨证属肾气不足者。

中药吹鼻方

方法：皂角刺适量，研成粉，每次取少许吹入鼻中。一般取嚏1～2次可愈。痰浊壅盛者，可多次取嚏，当咯出一定量痰后，小便即可畅行。

主治：尿频尿急。症见小便淋漓不尽，舌淡苔白，脉滑，中医辨证属痰浊壅肺或寒邪闭肺者。

十二、前列腺炎

中药敷穴方

方法：黄柏、当归、川芎各500克，乳香、没药、白芷各250克，肉桂200克。将上药混匀研成粉，再将药粉与白凡士林按照1∶1的比例调制成药丸，每颗药丸直径约1.5厘米、重约4克，分别贴敷于神阙穴、关元穴、中极穴，外用胶布固定。24小时更换1次，10次为1个疗程，连续治疗3个疗程。治疗期间禁酒，忌辛辣刺激食物。

主治：慢性前列腺炎。症见尿频、尿急、尿痛，排尿困难，会阴或肛门坠胀不适或疼痛，尿道口有乳白色分泌物，或尿有余沥、尿黄、尿道灼热感，口苦口干，阴囊潮湿，舌红苔黄，脉弦数或弦滑，中医辨证属湿热瘀滞者。

中药熏洗坐浴方

【临床资料】

共治疗前列腺炎患者50例，其中年龄20～40岁12例，40～60岁10例，

60岁以上28例；病程小于1年12例，1年以上38例。

【治疗方法】

处方：丹参、泽兰、泽泻、王不留行、车前子、木通、石韦、灯心草、茯苓、薏苡仁、益母草、甘草各30克。

用法：将上药浸泡60分钟后加水煎煮，水沸后再煎10分钟，取药液约2000毫升熏洗坐浴。每天1～2次，每次30分钟。治疗时注意避免烫伤。

【治疗效果】

1.疗效标准

显效：少腹、会阴、睾丸坠胀不适，阴囊潮湿、冰冷，尿不尽、尿流变细、排尿不畅、夜尿多等症状消失。有效：上述症状较治疗前有所减轻。无效：上述症状无改善。

2.治疗结果

治疗患者50例，显效31例，有效16例，无效3例，总有效率为94%。

【体会】

中医学认为，过食肥甘辛辣、饮酒过度或外感湿热之邪，则湿热内生，相互蕴结于下焦，引起经络阻隔，气血运行失畅而发本病。中药熏洗坐浴属中医外治法范畴，同内服药一样也秉承中医学辨证施治原则，在众多治疗方法中占有重要位置。熏洗坐浴使皮肤、盆腔毛细血管扩张，血流加快，改善微循环，促进新陈代谢，加快局部组织吸收及修复，还可镇静安神。本方外用熏洗坐浴有清热化湿、通利血脉、活血化瘀的功效。

治疗过程中，嘱患者注意个人卫生，忌辛辣、忌酒，节房事，多饮水，畅情志。还应注意，本病病程较长，虚实夹杂，本法对慢性前列腺炎、前列腺增生效果明显，对急性化脓性前列腺炎不适用。

中药敷脐方

处方：香附9克，乌药、延胡索、小茴香各6克，麝香1克。

加减：尿频尿急者，加木通6克；腰膝酸软、失眠多梦、遗精者，加枸杞子6克；腰膝酸冷、阳痿、早泄者，加补骨脂6克。

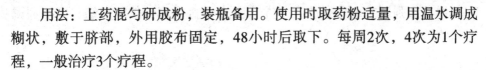

用法：上药混匀研成粉，装瓶备用。使用时取药粉适量，用温水调成糊状，敷于脐部，外用胶布固定，48小时后取下。每周2次，4次为1个疗程，一般治疗3个疗程。

主治：慢性前列腺炎。

十三、前列腺肥大

芒硝外治方

【典型病例】

患者，男，58岁。患前列腺肥大5年，早期夜尿频数，排尿无力，渐而尿等待、尿不尽，伴性功能减退。服前列康、六味地黄丸无明显效果。近半年病情加重，排尿困难，因尿潴留导尿一次。诊见形体偏胖，舌暗红，苔薄黄，脉弦滑。直肠指诊：前列腺肥大质硬，中央沟消失。B超：前列腺5厘米×5.8厘米×4.5厘米。处方：芒硝50克，益母草、天花粉各30克，大黄、三棱、莪术各20克，白芷15克，通草10克。上药水煎20分钟，取药液3000毫升，先熏洗阴部，待药液温度适宜后坐浴，每天2次，停服前列康、六味地黄丸。10天后复诊，患者诉排尿顺畅，性功能有改善。巩固治疗20天后复查B超：前列腺3.5厘米×4厘米×3厘米；直肠指诊：前列腺大小正常质软，中央沟正常，病愈停药。

【体会】

前列腺肥大是老年男性的常见病、多发病，早期表现为尿频，尿失禁，排尿无力，渐而尿等待、尿不尽；后期排尿困难，尿潴留。若有感染可见尿灼热痛感。中医认为，本病病机为痰瘀内阻，湿热下注，治疗宜活血化瘀，软坚散结，清热利尿。芒硝咸能软坚，苦寒泄热，有软坚散结、清热泻火、通利二便的功效。《名医别录》谓之"主五脏积聚，久热胃闭，除邪气，破留血，腹中痰实结搏，通经脉，利大小便及月水，破五淋，推陈致新"。本方中大黄、三棱、莪术加强活血软坚散结之功效，白芷、通草加强通窍利小便作用。全方具有活血化瘀、软坚散结、清热利尿之功效。

青蒿汁敷脐方

方法：鲜青蒿200～300克。将鲜青蒿捣烂，取汁。用温水洗净脐部，将药汁用无菌纱布浸湿后敷于脐部。一般用药30～60分钟后可排尿。

主治：前列腺肥大所致排尿困难，对尿潴留则无效。

十四、疝气疼痛

中药敷脐方

方法：丹参10克，生姜1片，黄酒少许。将丹参研成粉，与生姜、黄酒一起捣成泥，将药泥敷于脐部（治疗前用温水洗净），上覆纱布固定。每天换药1次，一般3天可痊愈。

主治：疝气疼痛。

十五、瘰疬

全蝎外治方

方法：全蝎30克，研成粉。清洗患处后，将全蝎粉（约0.5克）放于半张伤湿止痛膏的中心，贴于患处，3天换药1次。一般用药7次后，肿块逐渐缩小。

主治：瘰疬。

骨　科

一、颈椎病

中药药枕方

方法：当归、川芎、乳香、没药、红花、威灵仙各100克。上药混匀共研成粗粉，一起装入枕套内，将枕套密封后即可。每天枕用6小时，连续治疗3～6个月为1个疗程，每个药枕可连续使用半年左右。

主治：颈椎病。

茴香籽外治方

方法：茴香籽50克。将茴香籽与适量生盐炒热之后，放入布袋内，趁热敷于颈部。每天2次，每次约30分钟，坚持1周，可明显缓解颈椎不适。

主治：颈椎病。症见颈椎疼痛不适，遇热则缓解，舌淡苔白，脉紧，中医辨证属寒邪所致者。

五味中药外治方

颈椎病是因颈椎间盘退变、突出，继发颈椎骨质增生，压迫脊髓、神经根、椎动脉所产生的综合征，又称"颈部慢性伤筋"。主要症状是颈肩痛、手臂麻木，或一侧面部发热，出汗异常，或双下肢痉挛、行走困难，甚至四肢瘫痪，或眩晕、猝倒，其症状因受压部位而异。临床上有多种治疗方法，研究采用中药外治法治疗颈椎病，取得了较好的疗效，现介绍如下。

【临床资料】

在100例患者中，男42例，女58例；年龄最小35岁，最大83岁；病程最短者7天，最长者15年；均具有不同类型颈椎病的临床症状，并经X线片或CT证实颈椎有骨质增生改变。

【治疗方法】

处方：当归、红花、透骨草、桂枝、川芎各30克。

用法：上药混匀共研细粉，加食盐30克，白酒30毫升，拌匀，装入白布袋内，干蒸热敷患者颈部或痛处。每天2次，每次1小时，每剂药用5天，10天为1个疗程。1个疗程不愈者，隔3～4天再进行下一个疗程。

【治疗效果】

1.疗效标准

治愈：疼痛等症状消失，功能恢复正常。显效：疼痛症状基本消失，功能障碍明显改善。好转：疼痛减轻，功能障碍改善。无效：治疗前后症状、体征无变化。

2.治疗结果

治疗100例患者，治愈41例，显效41例，好转16例，无效2例，总有效率为98%。

【典型病例】

杜某，女，73岁。因颈部酸沉疼痛，眩晕，伴左上肢麻木7年来诊。检查：颈部后伸、左右旋转受限，第3～第6颈椎棘旁压痛（++），椎间孔压迫试验左（+）、右（－），臂丛牵拉试验左（+）、右（－）。X线片示：第3～第6颈椎体前后缘骨质增生，椎间隙变窄。诊断：椎动脉型颈椎病。给予本方中药外用，2个疗程后症状消失，功能恢复，随访1年无复发。

【体会】

颈椎病是颈椎在生理退行性病变过程中，因椎间盘、椎体及小关节等处的增生变形刺激压迫椎周软组织，继而引起的颈部神经根、脊髓、交感神经、椎动脉及颈肩等处关节肌肉一系列症状为特征的慢性、多发性的中老年病。骨质增生是颈椎病的主要原因，对骨质增生的治疗，内服药物往往见效慢，治疗过程较长，而采用中药外敷，药物直接作用于患部，见效快、疗程短、疗效确切。中医学认为，本病属"痹证"范畴，治疗应以舒筋活血、通络止痛为治则。本方中当归既能补血，又可活血止痛；川芎活血行气、散风止痛，为血中气药，又可通达四肢；红花具有活血通络、祛瘀止痛之效；桂枝温经止痛；透骨草辛散温化，祛风胜湿，活血止痛，兼能软坚消痞。实践证明中药外敷治疗颈椎病疗效好，值得推广。

中药熏蒸方

颈椎病属中医"痹证"范畴，即颈痹，包括西医学颈椎增生、颈椎变直、椎动脉型颈椎病、神经根型颈椎病、交感型颈椎病、脊髓型颈椎病、混合型颈椎病及颈椎间盘突出等。临床表现以颈肩背疼痛、上肢疼痛麻木、头晕、头痛、失眠、焦虑、恶心等为常见。临床采用中医辨证熏蒸治疗颈椎病，疗效满意，现介绍如下。

【临床资料】

79例患者中，男16例，女63例；年龄18～30岁6例，31～50岁40例，50岁以上33例；治疗1个疗程33例，2个疗程46例。

【治疗方法】

处方：黄芪20克，桂枝、当归、威灵仙、川芎、露蜂房、土鳖虫、全蝎、乌梢蛇、赤芍、淫羊藿、姜黄各15克，蜈蚣1条。

加减：风寒型，症见颈痛，遇风吹寒冷加重，上肢呈走窜性疼痛，麻木，面色苍白，舌质淡，舌苔薄白，脉浮紧者，加荆芥、防风、羌活各15克；湿盛痰阻型，症见颈部沉重、头重如裹、头晕，遇阴雨天加重，平素嗜食肥甘厚味，舌质暗淡，舌苔白，脉弦滑者，加苍术、薏苡仁、天麻、石菖蒲、藿香各15克；瘀血阻络型，症见颈痛剧烈，痛如针刺刀割，有明显颈肩部损伤史，舌质紫暗，脉弦涩者，加红花、三七、鸡血藤、乳香各15克。

用法：上药加水煎沸30分钟后，去除药渣，以药液熏蒸患部。每天1次，每次20～30分钟，10次为1个疗程。

注意：颈部保暖，慎防风寒，清淡饮食，忌食辛辣油腻之品，避免长时间从事低头伏案工作，同时多做颈部的放松运动，保持心情舒畅，使气机畅通、血液运行通畅。

【治疗效果】

1.疗效标准

痊愈：颈痛及伴随症状消失，1年未复发。有效：颈痛及伴随症状减轻。无效：颈痛及伴随症状未见明显改善。

2.治疗结果

治疗79例患者，痊愈56例，有效20例，无效3例，总有效率为96.2%。

【典型病例】

患者，女性，52岁。颈痛伴头晕1个月。近1个月来每食辛辣油腻之物或阴雨天时颈痛伴头晕加重，呈阵发性发作，严重时恶心呕吐，无发热恶寒，食欲不振，四肢困重无力，面色暗黑，颈部肤色无变化，体型略胖，舌质暗淡、苔白，脉弦涩。既往有颈椎病史。检查：颈椎旁压痛，屈颈试验阳性。颈椎CT示：颈椎曲度变直，椎间盘向后突出2毫米。诊断：椎动脉型颈椎病伴颈椎间盘突出，中医辨证属湿盛痰阻型。治则祛湿化痰，通络止痛。处方：黄芪20克，桂枝、当归、威灵仙、川芎、露蜂房、土鳖虫、全蝎、乌梢蛇、赤芍、淫羊藿、姜黄、薏苡仁、苍术、天麻、石菖蒲、藿香各15克，蜈蚣1条。水煎熏蒸患处。忌食辛辣油腻、鸡鱼肉类，多食清淡食品。用药10天症状减轻，续治疗2天症状消失，嘱其遵医嘱调护1个月，随访1年未复发。

【体会】

颈椎病采用中医辨证分型熏蒸治疗，配合合理的医嘱调护，使颈椎病致病因素消除，经络气血通畅。本方中桂枝、淫羊藿、威灵仙、露蜂房使皮肤腠理打开，祛风通络；姜黄、赤芍、川芎、蜈蚣、全蝎、土鳖虫、乌梢蛇等为活血通络之品，直达病所，并根据辨证加用不同药。煎后的药液温度在50～60℃，熏蒸时控制好温度，防止烫伤，以患者感觉温度适合舒服为准。需注意的是，高血压、心脏病、体弱患者禁止熏蒸。

中药足浴方

颈椎病是指颈椎间盘退行性病变、颈椎骨质增生以及颈部损伤等引起颈段脊柱内外平衡失调，刺激或压迫颈部神经、血管而产生的一系列症状。主要表现为颈肩痛、头晕头痛、上肢麻木、肌肉萎缩，严重者双下肢痉挛、行走困难，甚至四肢麻痹、大小便障碍，出现偏瘫等。本病又称颈椎综合征或颈肩综合征，多发于中老年人，男性发病率高于女性。颈椎病属中医"痹证"范畴，多为肝肾亏虚、外邪侵袭所致，辨证分为三型，足浴疗法有良好效果。

1.寒湿痹阻型

主要表现为颈背强痛，肢体串痛麻木，遇寒加重，入夜尤甚，舌淡，苔薄白，脉沉弦或沉细。以疏风散寒、祛湿通络为治。可选用以下二方。

（1）葛根羌黄汤

处方：葛根、羌活、姜黄各30克，当归、土鳖虫、千年健、花椒、乳香、没药、大黄、威灵仙各10克。

用法：将上药择净，装入布袋，扎紧袋口。锅中加清水适量，浸泡药袋5～10分钟后，煮沸。取药袋外敷于颈椎处，每次1～2小时（可用热水袋助热）。药液放入足浴盆中，待温度适宜时进行足浴。每天早晚各1次，每次30分钟，2天1剂，连用7～10剂。

（2）葛根二枝汤

处方：葛根、桂枝、桑枝、羌活、鸡血藤、夜交藤各30克。

用法：将上药择净，装入布袋，扎紧袋口。锅中加清水适量，浸泡药袋5～10分钟后，煮沸。使用方法同上方。2天1剂，连用7～10剂。

2.气血瘀滞型

主要表现为颈项强痛，多为刺痛，痛点固定不移，甚者肢端麻木，舌质暗红，脉弦。以活血化瘀、通络止痛为治。可选用以下二方。

（1）苏木白芷汤

处方：苏木、白芷各30克，当归、桂枝、红花、鸡血藤、仙鹤草各15克。

用法：将上药择净，装入布袋，扎紧袋口。锅中加清水适量，浸泡药袋5～10分钟后，煮沸。取药袋外敷于颈椎处，每次1～2小时（可用热水袋助热）。药液放入足浴盆中，待温度适宜时进行足浴。每天早晚各1次，每次30分钟，2天1剂，连用7～10剂。

（2）葛根丹参汤

处方：葛根、桂枝、桑枝各30克，丹参、荆芥、防风、威灵仙、当归各15克。

用法：将上药择净，装入布袋，扎紧袋口。锅中加清水适量，浸泡药袋5～10分钟后，煮沸。使用方法同上。2天1剂，连用7～10剂。

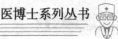

3.肝肾两虚型

主要表现为项背酸沉，时有眩晕，视物不清，腰膝酸软无力，步履不稳，肌肉萎缩，舌红少苔或无苔，脉沉弦细。当以补益肝肾、强筋壮骨为治。可选用以下二方。

（1）二皮二藤汤

处方：刺五加皮、海桐皮、鸡血藤、夜交藤、杜仲各30克。

用法：将上药择净，装入布袋，扎紧袋口。锅中加清水适量，浸泡药袋5～10分钟后，煮沸。取药袋外敷于颈椎处，每次1～2小时（可用热水袋助热）。药液放入足浴盆中，待温度适宜时进行足浴。每天早晚各1次，每次30分钟，2天1剂，连用7～10剂。

（2）狗脊灵仙汤

处方：金毛狗脊、续断、桑寄生各30克，威灵仙15克。

用法：将上药择净，装入布袋，扎紧袋口。锅中加清水适量，浸泡药袋5～10分钟后，煮沸。使用方法同上。2天1剂，连用7～10剂。

二、颈肩腰腿痛

中药外敷方

颈肩腰腿痛不是一个单独疾病，而是许多疾病的常见和共有症状，患者常以此为主诉就诊。引起颈肩腰腿痛的因素有很多，一般认为，身体受寒、劳累、损伤、骨与关节退行性改变，而使肌肉、韧带、筋膜、神经根痉挛、缺血、水肿、粘连等致使神经及周围组织受到机械性压迫或化学性刺激，从而产生一系列疼痛、功能障碍等临床症状。临床以自拟中药散外敷治疗颈肩腰腿痛患者220例，取得了较好疗效，现介绍如下。

【临床资料】

共治疗患者220例，其中男109例，女111例；年龄20～30岁16例，31～40岁24例，41～50岁56例，51～60岁74例，61岁以上50例；病程1～3

年146例，4～6年58例，6年以上16例。

【治疗方法】

处方：白芥子120克，制川乌、制草乌各30克，威灵仙、防风、荆芥、金银花、肉桂、当归、白及、乌药各15克。

用法：上药混匀研成粉，备用。治疗时首先选定治疗部位（即压痛敏感部位），洗净擦干局部皮肤，每次取适量凉水或温水将药粉调成稀糊状（稀而不流为佳），均匀摊于长24厘米、宽12厘米的白棉布的一端，将另一端折叠上去压平，即成布夹药垫，将药垫敷于患处，待局部出现温热舒适感或轻微烧灼刺痛感后15～30分钟取下。如患者有2个或2个以上的疼痛部位时，可将刚取下的药垫迅速移至另一个疼痛部位，继续进行贴敷。该药垫在2小时之内贴敷均有效，可连续贴敷2～4个部位。隔天用药1次，20次为1个疗程，每个疗程间隔7～15天。

注意：贴敷后局部皮肤颜色潮红，并逐渐加深，停药后20天左右可恢复正常。足跟部皮肤角质较厚者，贴敷时间需要延长至2小时，并用塑料薄膜及胶布把药垫固定好，以防止药垫移位或药物外渗。治疗过程中，若局部皮肤有过敏症状如红斑、丘疹、水疱、瘙痒等，应立即停药，外用脱敏消炎药可缓解。

【治疗效果】

1.疗效标准

治愈：临床症状、体征消失，肢体关节功能活动正常。显效：临床症状、体征明显减轻，肢体关节功能活动明显改善。好转：临床症状、体征有所减轻，肢体关节功能活动有所改善。无效：临床症状、体征及肢体关节功能活动均无改善。

2.治疗结果

治疗患者220例，经1个疗程治疗130例，2个疗程50例，3个疗程40例。治愈143例，显效33例，好转11例，无效33例，总有效率为85%。

【体会】

中医学将颈肩腰腿关节痛、活动障碍、肌肉酸胀、麻木沉重等症状统称为"痹证"，多因肝肾虚弱、气血不足、营卫失调、筋脉失养、风寒湿邪乘虚入里，阻滞经络气血所致。治宜以祛风散寒除湿、温经通络止痛为法。本方中制川乌、制草乌温经散寒、搜风剔邪、行气活血、散瘀止痛；威灵仙祛风除湿、走窜通络、软坚散结；防风引诸药入骨，配荆芥祛风解表、疏利关节；金银花清热解毒、消肿止痛；肉桂温中补阳、透达筋骨；当归养血活血、益气润燥、和营通痹；白及消肿生肌；乌药顺气止痛、散寒温肾；白芥子具有祛痰利气、散结消肿、温煦气血的作用，其药性辛温透烈，使用后局部有温热之感，皮肤潮红，有利于改善局部血液循环，消除水肿等无菌性炎症，促进配伍诸药充分吸收。贴敷患处可使有效成分由表及里，快速渗透到病灶，进而温经通络、散寒利湿、活血化瘀、舒筋止痛，缓解和治愈颈肩腰腿痛病症，改善和恢复肢体关节功能活动。

中药洗足方

方法：桑寄生、苍术、艾叶、羌活、桂枝、当归各30克。上药加水煎沸30分钟，去渣将药液倒入盆中，待水温适宜时泡洗双足。每次30分钟，每天1剂。

主治：腰腿痛。

中药泡足治老寒腿方

方法：红花、续断、川芎、赤芍各20克。上药水煎，去渣取液，兑入热水，待水温适宜时浸泡双足，水没过脚踝为宜。每天1次，每次30分钟。

主治：老寒腿及风湿腿痛。

中药泡足治老年人脚麻脚冷方

方法：夏枯草、钩藤、白菊花各50克。上药加水煎沸20分钟，去渣将药液倒入盆中，待水温适宜时泡洗双足，然后按摩足心。每次15分钟，每天1剂。

主治：老年人脚麻脚冷。

三、足跟痛

中药内服外洗方

足跟痛是多种慢性疾病所致的足跟跖面疼痛，站立或步行时疼痛加重，肥胖者多发，常见于中老年人，以45～60岁者多见。临床以单足或双足跟部在站立或行走时疼痛为主要特征，给患者日常生活带来极大的影响。临床研究采用中药内服外洗治疗足跟痛效果较好，现介绍如下。

【临床资料】

共60例（75足），均为骨科门诊收治足跟痛并低骨量、骨质疏松患者。其中男33例，女27例；年龄35～75岁；病程最短7天，最长10年；双侧跟痛15例，单侧跟痛45例；跟下脂肪垫炎17例，跟骨下骨刺15例，跟骨骨骺炎9例，跖腱膜炎10例，跟骨类风湿9例。

纳入标准：中医诊断符合《中医病证诊断疗效标准》。起病缓慢且多为单侧发病，可有数月、数年病史，足跟部严重疼痛，久站或行走后疼痛加剧。跟部侧面和跖面有压痛，局部无明显肿胀，骨质增生较大时可触及骨性隆起。西医诊断为骨质增生，无外伤史且主诉有灼痛感，下肢抬高时疼痛明显减轻，通过止血带展开静脉瘀滞试验10～35分钟后疼痛明显加重，对跟骨两侧进行挤压时有酸胀样疼痛感。经X线检查常可见骨质增生。

排除标准：排除跟骨骨折、囊肿、风湿性关节炎、高弓足、痛风和类风湿性关节炎等疾病。

【治疗方法】

1.内服方

处方：五加皮、薏苡仁各20克，丹参、牛膝各15克，淫羊藿、宣木瓜、入地金牛各10克，白芍8克，川芎、当归、乳香、甘草、没药、骨碎补各5克。

用法：水煎，分早晚2次温服，每天1剂。

2.外用方

处方：延胡索、川芎、天南星、苍术、威灵仙、秦艽各30克，红花、

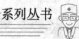
桃仁、乳香各20克，制草乌、制川乌各15克。

用法：水煎取汁1500～2500毫升，加入适量陈醋，倒入足浴桶，以药液熏蒸患足，每次30分钟，待药液温度适宜时用以泡脚，注意避免烫伤。治疗1个月并进行长期随访。

【治疗效果】

1.疗效标准

治愈：足跟疼痛消失，无压痛和叩击痛，1年内未复发。有效：足跟疼痛明显减轻，有轻微压痛或叩击痛，长时间行走或剧烈运动时有疼痛但可忍受，1年内未加重。无效：足跟疼痛无改善。

4.治疗结果

治疗患者60例（75足），治愈55足，有效20足，总有效率为100％。

中药外治方

临床研究采用中药外用治疗足跟痛患者100例，疗效较好，现介绍如下。

【临床资料】

100例患者中男27例，女73例；年龄36～80岁；病程7天至5年；双足痛32例，单足痛患者中左足痛22例、右足痛46例；其中经中药或西药治疗69例，X线摄片示足有骨刺形成105足。

【治疗方法】

处方：威灵仙150克，防风、荆芥、白芷、大黄、山栀子、黄柏各50克。

用法：上药混匀研成粉，放入煎药盆中，加适量白醋加热至适当温度，把患足放入盆中浸泡1～2小时（药液没过踝部），药液变凉需重复加热，药液减少可再加醋。每天治疗2次，7天为1个疗程，连用1～4个疗程。

【治疗效果】

1.疗效标准

治愈：局部症状消失，功能活动恢复正常。显效：局部症状减轻，功能活动基本恢复正常。无效：治疗前后病情无变化。

2.治疗结果

治疗患者100例，治愈88例，显效12例，总有效率为100%。

中药外敷方

足跟痛以40～70岁的患者较为多见，原因与跟骨骨刺、跟部脂肪垫损伤、退行性病变及跟骨下滑囊炎等有关。中医认为，肝肾不足，复感风寒湿邪，致筋脉失养、气血凝滞、络脉失和发为足跟痛。临床采用中药外敷治疗足跟痛患者68例，疗效显著，现介绍如下。

【临床资料】

患者68例，其中男44例，女24例；年龄最小40岁，最大68岁；病程最短3个月，最长5年。

【治疗方法】

处方：补骨脂、吴茱萸、五味子各10克。

用法：上药混匀共研成细粉，装入纱布袋内，垫在鞋中后跟处。每3天换药1次，15天为1个疗程。

【治疗效果】

1.疗效标准

痊愈：疼痛完全消失，行走自如。有效：疼痛基本消失，较远步行及负重物时有疼痛。无效：疼痛无缓解。

2.治疗结果

治疗患者68例，经过1～2个疗程治疗后，痊愈51例，有效12例，无效5例，总有效率为92.6%。

【典型病例】

患者，女，45岁。双侧足跟痛1个月，自述为人工流产后出现，按摩针灸治疗近1个月无明显疗效而来就诊。给予补骨脂、吴茱萸、五味子各10克，混匀研成粉，装入鞋跟大小的布袋内，垫于鞋中后跟处。第2天患者即来告知，足跟痛显著减轻。患者共垫9天，中间换3次新药，足跟痛痊愈。

【体会】

足跟痛主要表现为足跟部疼痛，每当行走着力时足跟或足底部酸胀作痛，或呈针刺样疼痛，可连及小腿酸痛，行走困难。足部外观正常，不红不肿，发作时间不定。足跟为肾经所过之处，此处作痛，乃肾气亏损，肝失所养。肝主筋，肝血不足，则筋脉失养，血行瘀滞；或肾亏髓空，气血凝滞，络脉失和，发为足跟痛。足跟痛属中医学"痹证"范畴，多见于中老年患者，因肾气亏虚所致。中医认为，本病因肾气亏损，肝失所养，加之风寒湿邪内侵，留滞于经脉，使气血运行不畅，瘀阻经筋，经脉不通，不通则痛而发病。治疗以滋补肝肾、祛风散寒、活血散瘀、行气止痛为主。本方中补骨脂和吴茱萸有温经通络、散寒祛风除湿的作用；五味子滋补肝肾。将上述中药研磨成细粉，装入纱布袋内，垫在鞋后跟处，可以使局部软组织受热后毛细血管扩张，改善微循环，使药物有效成分能更好地渗透吸收，药效发挥迅速，起到活血祛瘀、通痹止痛的作用，从而缓解肌肉痉挛，抑制无菌性炎症反应，达到治疗目的。此法安全可靠，无副作用，疗效显著，值得推广。

三味中药粉外治方

方法：血竭、冰片、樟脑各2克，头发少许。把前三味药研成粉，用三层纱布缝成布袋（与鞋垫大小相等），然后把头发（增加弹性，行走时按摩足跟）与药粉一同放入布袋内，封口，放入鞋内（足跟处）。每3天换药1次。

主治：足跟刺痛。

四、跟骨骨刺

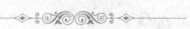

中药外治方

方法：桑寄生、骨碎补、威灵仙、刘寄奴各10克，独活8克，白芷、防风各6克，冰片2克。将前七味药研碎，放布包内煎煮，煮沸10分钟后出锅，撒入冰片粉及少许高度白酒。将一块砖凿一个如足跟大小的坑，把砖烧红，将食醋100毫升倒入坑内，再把煮好的药袋放在坑上，足跟踏在药袋上（以不烫脚为度）至砖凉。每天1～2次，每剂可连用2天，6天为1个疗程。

主治：跟骨骨刺。

中药液浸泡方

方法：威灵仙100克，陈醋50毫升。威灵仙加水2000毫升，煮沸30分钟后，将药液倒入盆中，待药液不烫手时，再加入陈醋，浸泡患处。每天1次，每次1小时，10天为1个疗程。

主治：跟骨骨刺。症见站立或走路时间久足跟疼痛，走路时路面不平或踩到石子产生剧烈疼痛。

五、骨质增生

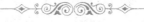

桑木牛骨熏烤方

骨质增生为临床常见病，目前尚无特效方药治疗。临床用民间验方桑木牛骨熏烤治本病，取得了较满意的效果，现介绍如下。

【治疗方法】

取牛骨数小块，置于桑木（桑柴）炭火上，待牛骨冒烟味浓时，用牛骨熏烤患处，烤至牛骨无烟无味时，再重复上法。每天1次，每次熏烤1～2小时，直至痊愈。熏烤后，局部会出现红肿，可将青风藤适量研成细粉，加白糖与食醋各等量，混合均匀，涂于患处。

【典型病例】

马某，男，41岁。近日患者感足跟针刺样疼痛，且进行性加重，不能行走，X线片示足跟骨质增生。经以上方法治疗10天后，症状消失而痊愈。

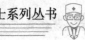

【体会】

骨质增生多发生于中老年人，年逾40岁后，肾气虚衰，气血不足，复因风寒湿邪气侵袭，或长期伏案，或久于操劳，致邪气痹着于筋脉、关节，留而不去，阻滞血行，血行蹇涩而为瘀；湿气不化，久而为痰。气血虚不能鼓邪外去，痰瘀胶着，久而痹阻骨骱，形成骨刺。本方中牛骨味甘、性温，补肾、益精、祛湿、利关节；桑木利关节，养津液，得火而能拔引毒气，祛逐风寒，去腐生新；青风藤祛风湿肿胀、风水肿浮，佐以白糖、食醋可增强消红肿、祛风寒湿诸痹之效。

六、外伤骨痛

韭菜泥热敷方

方法：取老韭菜（越老越好）一把，放钵内捣成泥状，放入铁锅内炒热，加白酒15毫升左右，取出趁热敷于伤处，然后用布包裹保温。每天1次，连敷5天即明显见效。

主治：外伤骨痛。有骨折、外伤或手术史的人，常会感到伤处隐隐作痛，遇阴雨天更甚，此类外伤骨痛适用本方。

七、肩臂关节酸痛

桑枝热敷方

方法：取桑枝200～300克，装入长15厘米、宽10厘米的棉布袋内，用2000毫升清水润湿，在笼屉上蒸20分钟后取出药袋，外用厚毛巾包裹，放在肩膀疼痛处热敷，外用衣被遮盖保温。每天1次，每次热敷30分钟，注意避免烫伤。每剂可以反复使用5～7次，每次用完之后，将药袋放在干燥通风处，以防霉变。皮肤破损及热敷后过敏者，不宜使用此法。

主治：肩臂关节酸痛麻木、活动不利。

八、网球肘

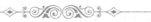

中药熏洗方

方法：海风藤、石楠藤、天仙藤、鸡血藤、五方藤、十大功劳叶、桑枝各15克，苍耳子、艾叶各10克，食醋100毫升。上药加水2升，煎沸20分钟后，去渣取汁加醋熏洗患处。每天2次，每次30分钟，每天1剂。

主治：网球肘。

九、肩周炎

鸡血藤酒方

肩关节周围炎（肩周炎），中医称为"漏肩风""五十肩"，属"肩痹"范畴，是中老年人常见病、多发病，主要表现为肩部疼痛，活动受限，治疗多采用综合疗法，如理疗、针灸、中药、西药等，方法繁杂，疗效不一。临床采用鸡血藤酒内服外用治疗肩周炎，取得了满意的疗效，且具有费用低、操作简单、无痛苦等优点，现介绍如下。

【治疗方法】

处方：鸡血藤30克，威灵仙、白芷、姜黄各20克，枸杞子、制川乌各15克。

用法：上药共研为粗粉，浸入白酒1000毫升中，加冰糖100克。浸泡1个月后，每次饮药酒10毫升，每天2次；同时用药酒搓擦患处，每次10分钟，每天2次。

【典型病例】

陈某，女，53岁。左肩疼痛3个月，肩臂几近僵直，疼痛甚者，整夜不得安眠，动则疼痛加剧，多处求医，疗效不显。检查肩关节外形完好，局部压痛明显，X线片示无异常，诊断为肩痹。嘱其每天早晚饭后饮鸡血藤酒各10毫升，同时用药酒搓擦肩周，以肤热为度，每次10分钟，每天2次。半个月后复查，疼痛大减，1个月后，疼痛消失，治疗2个月，活动如前。

【体会】

中医认为，肩周炎是年老体弱、肝肾亏损、气血不足、筋失濡养，或外邪入侵、寒凝经脉，或外伤闪挫、经络闭阻而成。治疗以补益气血、活血通络、温经散寒、祛风止痛为宜。鸡血藤味苦、微甘，性温，归肝经，有补肝肾、强筋骨、活血祛风通络之功，其特点是补而不滞、活而不伤，适宜中老年患者长期服用；同时配合威灵仙、白芷、姜黄、制川乌等品，增强祛风湿、通经络、止痹痛的作用。诸药合用，则虚实兼顾，标本兼治。之所以制成药酒，是因为酒有通血脉、御寒气、行药势之功，药借酒力，酒助药势，相得益彰，且酒又是一种良好的溶媒，能溶解药物成分。酒中加枸杞子，既可滋补肝肾、濡养经脉，又可防止药酒气躁伤阴。另外，制成药酒，内服外用都方便，患者容易接受。

中药外敷方

肩周炎是一种常见病、多发病，以肩部疼痛，夜间尤甚，逐渐加重，肩关节功能活动受限日益加重到一定程度后缓解，甚至最后完全复原为主要表现的肩关节囊及周围韧带、肌腱、滑囊的特异性炎症。发病原因为软组织退变、长期过度活动、姿势不良等产生慢性致伤力。上肢外伤后，由于固定过久，肩周组织继发萎缩、粘连及肩部急性挫伤、牵拉伤后治疗不当等所致。以肩部疼痛、活动受限、怕冷、固定压痛以及肌肉痉挛与萎缩为主要表现。女性患者多于男性，左侧多于右侧，多发于50岁左右，尤以体力劳动者居多。临床研究采用自拟中药外敷治疗肩周炎患者200例，疗效显著，现介绍如下。

【临床资料】

200例患者均来自门诊，其中男90例，女110例；病程均在1年左右，有20例病程长达2年。

【治疗方法】

处方：黄柏250克，蒲公英、姜黄、宣木瓜各200克，大黄75克，丁香、乳香、没药、山栀子、桂皮各50克，红花25克。

用法：上药混匀共研细粉，加凡士林调成膏状，取药膏适量（25～30克），加热3分钟，涂在油纸上，外敷患者肩周部。每天换药1次，10天为1个疗程。

注意：局部皮肤破损、化脓性炎症者禁用，用后皮肤过敏者停用。

【治疗效果】

1.疗效标准

治愈：肩周压痛消失，肩关节上举、外展、外旋、后伸功能均正常。好转：肩周压痛明显减轻，肩关节上举、外展、外旋、后伸活动基本正常，日常生活能自理。无效：治疗前后无变化。

2.治疗结果

治疗患者200例，共2个疗程，治愈152例，好转48例，总有效率达100%。

【体会】

肩关节周围滑囊有三角肌下滑囊、肩峰下滑囊、喙突下滑囊，其炎症可与相邻的三角肌、冈上肌、二头肌短腱互相影响。上述结构增生、粗糙、关节内外粘连，从而产生疼痛及功能受限，此病好发于50岁左右。中医学称为"五十肩""漏肩风"，肩周部位有阵阵吹风样凉感。中医学认为，本病是气血瘀滞、经络不通所致。古代医家道：若其病既有定所，在皮肤筋骨之间，可按而得者，用药包敷之，闭塞其气，使药性从毛孔而入其腠理，通经贯络，或拔而出之，或攻而散之，较服药尤为得力。临床用外敷中药而达到通络止痛之功。其中大黄、蒲公英、宣木瓜等消肿活血止痛；乳香、没药、红花等通经活络、散瘀止痛。本疗法简便价廉，疗效佳，值得推广。

中药热熨方

方法：蚕沙30克，威灵仙、防风、苍术各15克。上药混匀研成粉，炒热，加入黄酒120毫升，拌匀再炒5分钟，装入布袋内，热熨患处30分钟。每天2次，5～7天为1个疗程。

主治：肩周炎。

十、中风后肩手综合征

中药熏蒸方

方法：透骨草、伸筋草、络石藤、鸡血藤各30克，桑枝、防己、制乳香、制没药、桂枝、薏苡仁、红花各15克。水煎取汁约500毫升，熏蒸患侧上肢。每天2次，每次30分钟，7天为1个疗程，连续治疗4个疗程，每个疗程之间间隔2～3天。

主治：中风后肩手综合征。症见上肢乏力，肩部疼痛，活动不利，手腕及手指红肿、麻木、屈曲受限，活动时疼痛。

十一、中风偏瘫肩痛

中药熏蒸方

肩痛是中风偏瘫患者最常见的并发症之一，偏瘫患者的肩痛不仅影响患者对肩关节的保护固定，也妨碍平衡维持、行走及自我护理。因为疼痛可妨碍患者主动锻炼及被动活动患肢，对患者的康复治疗也造成了严重的影响，成为患者康复的影响因素，影响患者生活质量的提高及康复治疗的进行。本研究以中药局部熏蒸配合康复训练治疗偏瘫肩痛患者，疗效确切，现介绍如下。

【临床资料】

患者均为医院康复科就诊的偏瘫并发肩痛患者，共24例。其中男14例，女10例；年龄42～80岁；平均病程为（140.29±87.56）天；其中缺血性中风20例，出血性中风4例。

纳入标准：①全国脑血管病诊断标准，影像学明确诊断为中风；②有肩痛主诉并在主动或被动运动时加剧，可在肩峰下触及距离不等的肩关节半脱位间隙；③意识清晰，能主观感受和表达肩痛及改善的情况；④能积极配合治疗者。

排除标准：①短暂性脑缺血发作；②经检查证实有脑肿瘤、脑外伤、脑寄生虫病和代谢障碍等疾病；③单纯性老年肩周炎；④妊娠或哺乳期妇女；⑤不配合治疗者。

【治疗方法】

处方：白芍、宣木瓜各30克，鸡血藤20克，威灵仙、伸筋草各15克，檀香、当归、乌梅各10克，冰片3克。

用法：上药（除冰片外）置于药罐内，加水煎至3000～4000毫升，去渣取液，加入冰片，以药液熏蒸患处。每天1次，每次20分钟，3周为1个疗程。

【治疗效果】

总有效率为95.83%。

【体会】

中风在我国发病率居首位，大多数患者伴有不同程度的肢体瘫痪，尤其是上肢瘫痪后易发生肩关节并发症，其中以肩痛、肩关节半脱位最为常见。《黄帝内经·灵枢·热病》曰："偏枯，身偏不用而痛。"患者常会感到肩部牵拉感或疼痛不适，严重妨碍上肢和手功能的恢复，并进一步影响患者日常生活能力的改善及恢复期的整体康复治疗。中风后上肢瘫痪，肩关节周围肌肉的张力低下、肌力下降及肌肉反射消失，对肩关节的牵拉机制丧失，患侧上肢自重使肩关节周围的软组织被伸展，使肱骨头从肩关节盂中半脱位而出。肩关节半脱位时，下降的肱骨头牵拉臂丛神经和关节囊及周围软组织，导致臂丛神经和关节囊及周围软组织的神经末梢水肿而引发疼痛。中药局部熏蒸方的功效为活血养血行气、祛风除湿、温经止痛。其中冰片、檀香温经止痛，为止痛要药；白芍活血行气止痛；威灵仙祛风除湿止痛；鸡血藤养血活血，通络止痛；痉挛期加伸筋草、鸡血藤以增强舒筋止痛之力。中药熏蒸治疗不仅有物理温热作用，而且可使药物直达病所发挥作用，具有操作简单、无创伤、患者易接受等特点，配合现代康复医学治疗，明显减轻偏瘫肩痛，从而可使患者积极主动配合康复训练，有利于延缓甚至终止肩痛的进展，有利于患肩关节运动功能的恢复，大大降低中风后的致残率，提高患者生存质量。

十二、膝骨性关节炎

中医熨烫方

膝骨性关节炎因其复杂的病理机制，目前尚无法用特定的因果关系原理解释其发病过程，但在我国传统医学理论体系中，早已占有一席之地，属中医"骨痹"的范畴。临床采用中药熨烫疗法治疗膝骨性关节炎，取得了满意的效果，现介绍如下。

【临床资料】

所选膝骨性关节炎患者共40例，均来自门诊，其中男9例，女31例；年龄41～81岁。

西医诊断标准：①近1个月内出现膝关节反复疼痛；②X线检查显示膝关节部位有骨赘形成，同时伴有关节间隙狭窄，软骨下骨硬化；③关节液检查显示符合骨关节炎标准；④年龄大于40岁；⑤晨僵时间小于或等于30分钟；⑥膝关节处有关节摩擦音。

中医诊断标准：凡肢体关节疼痛，重著，屈伸不利，天气变化加重，关节刺痛，痛处固定，关节畸形，活动不利，昼轻夜重，遇寒痛增，得热稍减，舌淡紫，苔白，脉沉或细涩，中医诊断为寒凝血瘀型者。

【治疗方法】

处方：艾绒100克，制附子、小茴香、菟丝子、川芎、制川乌、制草乌、干姜、白芷各50克，乳香、没药、肉桂各10克。

用法：上药混匀研成粉后装入纱布袋内，置于微波炉中加热至40～45℃后，取药袋于患处熨烫治疗。每天1次，每次30分钟，连续治疗4周。

【治疗效果】

1.疗效标准

治愈：膝部无肿胀、疼痛，行走、上下楼梯无痛感。显效：膝部无肿胀，无静息时疼痛，无夜间痛，行走时无痛感，上下楼梯时偶有疼痛，不影响工作及生活。有效：膝痛时发时止，行走时有轻微疼痛，上下楼梯不便。无效：膝部疼痛、肿胀及活动时疼痛无明显改善。

2.治疗结果

治疗患者40例，治愈12例，显效10例，有效13例，无效5例，总有效率为87.5%。

【体会】

目前治疗膝骨性关节炎的方法虽有多种，但各有优缺点。西医治疗上口服非甾体抗炎药副作用明显，并且仅有消炎止痛等对症治疗作用，不能改善病情。单纯中药口服治疗病情易反复，而中药熏洗、中药贴敷或中药涂擦治疗均取得一定疗效。中药熨烫疗法是中医传统外治法的重要组成部分，本研究基于中医"内病外治"的思想，充分发挥民族医药特色，方中重用艾绒通经活络、散寒除湿、温经止痛，能通十二经气血，透诸经而除百病。佐以制附子、小茴香、菟丝子、川芎、制川乌、制草乌、干姜、白芷、乳香、没药、肉桂，既能温中补肾、散寒止痛，又能疏肝理气、祛寒散滞，助君药直达病灶建功除痹。通过临床治疗观察，证实中医特色熨烫疗法对膝骨性关节炎患者膝部疼痛、肿胀以及功能改善具有明确的治疗效果。本方法操作简单、安全有效，可推广范围大，适用于社区等基层医疗机构。

十三、膝关节滑膜炎

中药热疗方

膝关节滑膜炎系急性外伤或慢性劳损等刺激而产生的膝关节滑膜的无菌性炎症反应，是以进行性膝关节软骨退变、功能丧失为特点的临床常见病，以膝关节肿痛、积液，活动受限为主要表现。常易反复发作，若病程迁延日久，则会导致滑膜的纤维化、增厚、粘连、软骨剥脱，遗留关节功能障碍，对患者的生活质量影响较大。临床采用中药外用热疗包外敷治疗膝关节滑膜炎患者67例，取得满意疗效，现介绍如下。

【临床资料】

共治疗患者67例，其中男32例，女35例；年龄15～20岁5例，21～30岁10例，31～40岁9例，40岁以上43例；病程短者1周，长者达2年；单侧膝关节患病30例，双侧同时患病37例；有明显受伤史29例，伴膝关节骨性关节炎38例。均有不同程度的疼痛及关节肿胀，局部压痛，浮髌征均为阳性，膝关节活动均有不同程度的障碍。

纳入标准：诊断符合《中医病证诊断疗效标准》。①有外伤史或慢性劳损史；②多发于年老、体胖者；③膝关节肿胀、膨隆，胀痛，屈膝困难，以及浮髌试验阳性；④关节穿刺为淡粉红色液体或淡黄色透明液体。

排除标准：急性者需排除膝关节骨折、韧带及半月板损伤；慢性者需排除化脓性关节炎。

【治疗方法】

处方：没药、川芎、花椒、羌活、透骨草、制川乌、防风、乳香、延胡索、五灵脂、当归各20克。

用法：上药混匀粉碎成粗颗粒，装入药包内。药包用棉布缝制，外形有多种，分别用于颈部、肩部和腰腿部等，大小适中，可以调节。用时在微波炉内加热5分钟，取出后用全棉干毛巾包裹，热敷患部。每天1～2次，每次20分钟，连续治疗5～7天为1个疗程，共治疗2个疗程。

【疗效结果】

总有效率为94.03%。

【体会】

本方中药外敷治疗膝关节滑膜炎具有消肿止痛、活血化瘀的功效。采用中药热疗包外敷于患处，药力可直达病所，奏效迅捷。

十四、手足关节囊肿

自制徐长卿酊剂外治方

腱鞘囊肿是一种多发于手背和足背关节腱鞘内的囊性肿物，常引起疼痛和一定的关节功能障碍。本病属中医学"筋结""筋瘤"范畴。传统的治疗方法有囊肿击破、囊肿局部封闭、囊肿切除等，但存在复发率高、手术有一定创伤等缺点。临床研究采用徐长卿酊剂治疗腱鞘囊肿患者50例，疗效较好，现介绍如下。

【临床资料】

患者共50例，均来自门诊，其中男18例，女32例；年龄最小12岁，最大50岁；囊肿位于手背部25例，手腕部12例，足背8例，肘关节曲侧3例，膝关节曲侧2例；直径在2厘米以下15例，2～4厘米28例，4厘米以上7例。

青壮年多发，女性多于男性。常见于腕掌桡侧，肿块呈慢性生长，也可突然发现；主要症状为肿块，很少有疼痛。肿块生长缓慢，呈圆形，大小不一，一般不超过2厘米，质软，表面光滑，触之有囊性波动感及饱和感，与皮肤无粘连，基底较固定，时隐时现、时大时小。囊肿发生在腕管或小鱼际时，可压迫正中神经或尺神经，引起感觉障碍或肌肉萎缩。如囊肿发生在腕部背侧时，将腕关节向掌侧屈，则肿块更突出，张力增加，局部有酸痛；相反，将腕关节背伸时，则肿块张力减小，可扪及波动。位于掌指关节指屈肌腱鞘处的腱鞘囊肿如米粒大结节，质坚硬如骨。大多数腱鞘囊肿B超即能确诊，股内腱鞘囊肿尚需结合X线、CT或MRI诊断。

【治疗方法】

徐长卿100克，用75%酒精250毫升浸泡2周备用。囊肿局部常规消毒，用10毫升注射器刺破腱鞘囊肿抽完肿液，四周各刺一个小孔，将徐长卿酊剂浸湿棉球置于腱鞘囊肿上15分钟，然后盖上消毒纱布，用胶布固定。隔天换药1次，3次为1个疗程。

【治疗效果】

1.疗效标准

痊愈：腱鞘囊肿消退，疼痛等神经压迫症状消失，临近关节无功能障碍。显效：腱鞘囊肿缩小50%以上，局部无明显胀痛感。好转：腱鞘囊肿略有缩小，局部略有胀痛感。无效：临床症状无好转。

2.治疗结果

50例患者中，痊愈38例，显效7例，好转4例，无效1例，总有效率为98%。

【体会】

腱鞘囊肿是临床上的常见病。中医学认为，本病系筋经病变，称为"筋结""筋瘤"，多由外伤筋膜，邪气所居，广滞运化不畅，水液积聚于骨节经络而发。徐长卿酊剂具有祛瘀散结、温经通络、祛风散寒的作用，临床用于腱鞘囊肿疗效好、起效快、痛苦小、简便易行，特别对手腕及手背部直径不超过2厘米的腱鞘囊肿疗效较好，且不易复发，便于临床推广。

徐长卿具有祛风化湿、止痛止痒的作用，常用于风湿痹痛、胃痛胀满、牙痛、腰痛、跌扑损伤、荨麻疹、湿疹的治疗。临床研究证明徐长卿具有一定的镇静作用，可减少冠状动脉血流量，改善心肌代谢，缓解心肌缺血，降血脂，并能有效预防动脉粥样硬化，对金黄色葡萄球菌、大肠杆菌、宋氏志贺菌、绿脓杆菌有抑制作用。

十五、关节腔积液

自制中药散外敷方

关节腔积液是骨伤科临床常见疾病。临床研究采用自制中药散外敷治疗患者47例，取得满意疗效，现介绍如下。

【临床资料】

47例患者中，男29例，女18例；年龄最小16岁，最大68岁，平均年龄40岁；发病时间最短7天，最长3年；发病部位：膝关节42例，踝关节5例；全部病例均经X线片和（或）关节腔穿刺抽液确诊；临床表现可见关节肿痛，触之疼痛，皮肤不热，皮色不红，关节屈伸活动障碍，舌质多暗红，苔白腻，脉沉滑。

【治疗方法】

处方：薏苡仁、丹参各20克，白芍、茯苓各12克，羌活、白芷、当归、芫花、吴茱萸、肉桂、红花、地龙各10克，细辛5克。

用法：上药混匀共研成粉，每次取药粉适量，与少量连须赤皮葱捣烂混合，用米醋调成糊状炒热，装入布包内外敷患病关节处。每天2次，每次1小时，10天为1个疗程，共治疗2个疗程。

【治疗效果】

1.疗效标准

治愈：关节肿胀、疼痛消除，积液消失，关节功能基本恢复。显效：关节肿胀消除，疼痛明显减轻，积液明显减少，关节功能明显好转。无效：关节肿胀、疼痛虽有减轻，但积液无明显减少，关节功能障碍无明显改善。

2.治疗结果

治疗患者47例，治愈17例，显效24例，无效6例，总有效率为87.2%。

【体会】

关节腔积液由急性创伤滑膜炎失治转化而成，或由其他慢性劳损导致滑膜的炎症渗出，病程长，易复发，治疗较棘手。本病属中医"痹证"范畴。"风寒湿三气杂至合而为痹"，临床观察认为，湿邪为本病的主要病机和病理基础，寒湿之邪阻滞于脉络关节，气血瘀阻，导致关节积液发生和加重，故瘀血亦为本病重要病机。本病治疗当以温通经络、祛风除湿为主，兼以活血利水。

本方为中药方熨风散加味，熨风散出自《疡科选粹》，药物组成主要有羌活、白芷、当归、细辛、芫花、白芍、吴茱萸、肉桂等，主治流痰、附骨疽及风寒湿痹证所致的筋骨疼痛，具有温经散寒、祛风止痛的功效。本研究在原方基础上加入茯苓、薏苡仁加强利湿利水之功，有利于消除关节腔积液；加入红花、丹参、地龙以活血化瘀通络，利水消肿，而活血药物可改善局部的血液循环，消除水液运行的障碍，从而促进积液吸收消散，即取"血行水自消"之意。药物以醋炒热，一是可加强温经活血的功效，增加皮肤对药物的吸收；二是可有助于有效成分的溶出，使药物入血分，增强散瘀止痛、利水消肿的功效而增强疗效；三是可缓和药性，降低药物毒性，药理试验证明醋制可显著降低芫花的毒性。以散剂外敷患病关节，使药力直达病所。通过临床观察，加味熨风散醋炒外敷对关节腔积液有较好的消肿止痛、减少积液的效果，明显改善关节活动障碍，有利于关节功能恢复，是治疗关节腔积液的有效方法。

生姜白芷外敷方

方法：生姜50克，白芷30克。将生姜用菜刀剁碎成米粒大小，再与碾碎的白芷混合在一起剁一剁，两者混匀后敷于膝关节周围或积液处，外以塑料薄膜覆盖，用绷带或布条包扎固定防止药物掉落，用热水袋敷于局部，保持局部热敷2～3小时，加热温度因个体的耐热程度而定。每天2次，夜间疼痛者可加用1次。

主治：关节腔积液。

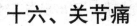

十六、关节痛

中药外治方

方法：制川乌（或制草乌）100克，樟脑10克。上药共研细粉，用醋调成糊状，敷于足心（涌泉穴），然后足下用艾条灸，微汗出即可。

主治：关节痛，如足部肌肉疲劳及足、膝等关节风湿疼痛等。

十七、急性腰扭伤

中药外敷方

方法：伸筋草、鸡血藤、赤芍、白芍、甘草各60克。

加减：肿痛剧烈者，加乳香、没药各60克；酸胀麻木者，加五加皮、海桐皮各60克；筋肉痉挛者，加丝瓜络、木通各30克；酸软无力者，加杜仲、续断各60克；气滞肿胀甚者，加延胡索、枳壳各40克；血瘀痛甚者，加三七、当归各60克。上药加水3升煎沸30分钟，取汁湿敷患部。每天3次，6天为1个疗程。

主治：急性腰扭伤。

十八、扭挫伤

稻草灰外治方

方法：取干燥稻草烧成灰，用鸡蛋清调成糊状，敷于患处，外覆一层塑料薄膜，再用纱布缠紧即可。每天换药1次。敷1次即见效，一般敷2～3次即可痊愈。

主治：关节、软组织扭挫伤。刚出现伤痛时使用效果最佳，不适用于旧伤。

中药熏洗方

方法：桑枝25克，白菊花、白芍各20克，没药18克，当归15克，乳香10克。水煎熏洗患处，每天1次。

主治：急性软组织损伤。

赤小豆糊外敷方

方法：赤小豆适量，研成粉，用适量冰水调成糊状，敷于脚扭伤处，面积尽量大些，超出疼痛肿胀处。干后即换，每天数次。

主治：急性脚扭伤。

枸骨根熏蒸方

方法：枸骨根（鲜品）2000克，切碎，加水5000毫升煎煮，煮沸30分钟后，将药液倒入足浴桶中以药液熏蒸患处，并用干毛巾将桶盖好保温，待药液温度降至适宜时，将患足浸泡入药液，并不断活动踝关节。每天1～2次，每次30分钟，直至痊愈。

主治：踝关节扭伤。

中药糊外敷方

方法：大黄150克，山栀子20克，姜黄、红花、没药、三七各15克，冰片10克。上药混匀共研成细粉，加适量凡士林、醋拌匀调成糊状。使用时每次取约30克敷于患处，以敷料覆盖，外用绷带包扎固定。每天换药1次，7天为1个疗程。

主治：踝关节急性扭伤。

栀子红花散外敷方

临床采用栀子红花散治疗踝关节扭伤，取得了较满意的疗效，现介绍如下。

【治疗方法】

山栀子、红花各等量。上药混匀研成粉，以醋或白酒调成糊状，外敷于患处。敷药直径大于患处2厘米，厚约0.5厘米，外用塑料膜覆盖，以绷带包扎固定。每天换药2～3次，直至肿痛症状消失。

【体会】

踝关节扭伤属中医"筋伤"范畴，以踝部肿胀疼痛及活动受限为特点。山栀子为民间常用的吊筋药，苦寒降泄，可行气活血、消肿止痛；红花善通行经脉，有破血行血、活血调血之妙。两者合用可活血止血、消瘀止痛，从而迅速缓解临床症状。此外，应注意两种辅料的使用。踝关节扭伤初期，不宜热敷，以免加重皮下出血，故伤后24小时之内者选择醋调，取其酸性收敛、止血散瘀之意；对超过24小时者用酒调，取其辛散温通、舒筋活络之功。

鹅不食草外敷方

临床研究采用民间常用草药鹅不食草，捣烂外敷踝关节局部治疗急性踝关节扭伤，取得了良好的效果，现介绍如下。

【临床资料】

30例踝关节扭伤患者均经门诊确诊为急性踝关节扭伤且不伴有脱位、骨折、韧带撕裂断裂。其中男21例，女9例；年龄20～24岁；病程0.3～18小时；内翻损伤19例，外翻损伤11例。

诊断标准：①有明显的踝关节外伤史；②损伤后踝关节出现疼痛、肿胀、瘀斑、跛行；局部有压痛，内翻、外翻或者屈曲踝关节疼痛加剧；③X线检查无骨折、脱位。

纳入标准：①符合上述急性踝关节扭伤的诊断标准；②扭伤时间在24

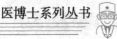
小时以内；③无韧带断裂者；④过往无接触性皮肤过敏。

【治疗方法】

将鲜鹅不食草150克捣烂，敷在踝关节扭伤处，再用绷带包扎固定。每天换药1次，7天为1个疗程。

【治疗效果】

1.疗效标准

治愈：踝关节疼痛、肿胀消失，运动行走自如。显效：踝关节疼痛、肿胀减轻或消失，但运动仍有轻微痛感。好转：踝关节疼痛、肿胀减轻，关节活动度有一定改善。无效：治疗前后踝关节疼痛、肿胀无明显改善。

2.治疗结果

治疗踝关节扭伤患者30例，治愈5例，显效17例，好转8例，有效率达100%。治疗7天后踝关节疼痛度、肿胀度、关节活动度皆得到明显改善。

【典型病例】

王某，男，22岁。由于打篮球不慎扭伤左踝关节后出现左踝部疼痛、肿胀、活动障碍1小时，走路跛行伴踝关节疼痛，外踝部肿胀压痛明显。X线检查提示左踝部未见骨折脱位，外踝部软组织肿胀。诊断为急性踝关节扭伤。予鲜鹅不食草150克捣烂，敷于左踝关节，外用绷带包扎固定，每天换药1次。治疗7天后患者踝关节疼痛减轻，关节活动度正常，局部已无明显压痛感，行走基本正常。

十九、跌打损伤

自制止痛膏外治方

跌打损伤西医称为急性软组织挫伤，是运动过程中常见的物理性损伤。寻找良好的治疗手段和药物，最大限度地减轻患者的疼痛，以及取得良好的治疗效果，是整个治疗的最关键问题。急性软组织损伤主要以外治法为主，中医药在这方面有系统的理论和独特的优势。急性软组织挫伤大多属中医"筋伤"范畴，多具气滞血瘀的证候，因此中医临床上主要以活血化瘀、行气等药物治疗，以达到消肿止痛的目的。研究发现，延胡索止痛膏治跌打损伤有很好的疗效，现介绍如下。

【临床资料】

共治疗患者50例，其中男28例，女22例；年龄18～63岁；病程15分钟至2天。

纳入标准：①有明显的外伤史或关节扭伤史，局部疼痛、肿胀、瘀斑或关节功能障碍；②X线检查无骨折、脱位及骨病；③病程一般在3天以内；④主要为气滞血瘀证者，临床症状、体征与影像学检查一致，有外伤史或关节扭伤史，局部疼痛、肿胀、瘀斑，或皮下血肿，压痛，肢体或关节功能障碍；⑤X线检查无骨折、早期疼痛肿胀，痛有定处或有青紫瘀斑及血肿关节活动受限，舌质紫暗或有瘀斑，脉弦涩。

【治疗方法】

处方：黄柏20克，王不留行8克，延胡索6克，红花4克，白芷2克，三七1克，冰片适量。

用法：上药混匀研成粉，用醋及凡士林将药粉拌匀调成糊状，小火煮熟，加蜂蜜适量调成药膏，再将药膏平摊于长20～30厘米、宽12～15厘米的方形薄膜上，盖上小方纱，然后将药膏贴敷于损伤部位。每天换药1次，7天为1个疗程。

【治疗效果】

1.疗效标准

痊愈：总的症状、体征积分减少小于95％。显效：总的症状、体征积分减少大于70％而小于95％。有效：总的症状、体征积分减少大于30％而小于70％。无效：总的症状、体征积分减少小于30％。

2.治疗结果

治疗患者50例，痊愈27例，显效11例，有效9例，无效3例，总有效率为94％。

【体会】

急性软组织损伤属中医"筋伤"范畴，是由于外来暴力（包括直接

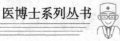
暴力或间接暴力）作用于人体软组织而引起的筋肉损伤，脉络随之受损。治疗急性筋伤，应以活血化瘀之药直接作用于患部，可使瘀血速去，肿胀、疼痛尽快消除。治法分为外治法和内治法，而活血化瘀、消肿止痛药是外治法中最常用最有效的药物。本方中黄柏清热燥湿，泻火除蒸，解毒疗疮；延胡索活血行气止痛，能行血中气滞、气中血滞，专治一身上下诸痛、气血瘀滞诸证，是为君药。红花活血通经，祛瘀止痛，消斑疹，散血滞；王不留行善于通利血脉，活血通络，行而不守，使经络畅通，是为臣药。三七化瘀止血，消肿止痛而不伤正气；白芷散结消肿止痛，是为佐药。使以冰片，清热、止痛、防腐。诸药相合共达消肿止痛、活血化瘀行气之效。

药膏外敷方

方法：天花粉150克，生地100克，赤芍、白芷、姜黄各50克。上药混匀研成粉，以醋或酒调成药膏，将药膏（10～15克）均匀地摊在棉垫上（厚度约为2毫米），贴敷于患处，用胶布固定、绷带包扎。每2天换药1次，3次为1个疗程。

主治：跌打损伤。

二十、类风湿性关节炎

蜂蜜调药外敷方

方法：苍术、黄柏各20克，丹参、法半夏、生南星、薏苡仁、牛膝各15克。将上药混匀研成粉，每次取30克与蜂蜜调和，在2层纱布中间加0.5厘米厚的棉花，将药泥涂抹于纱布上贴敷于患处。每2天换药1次，4周为1个疗程。在治疗过程中，协助患者进行适当的锻炼。

主治：类风湿关节炎。

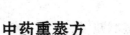

中药熏蒸方

类风湿关节炎是一种以侵蚀性关节炎为主要表现的全身炎症性的自身免疫疾病，以对称性、周身关节炎症为主要特征，临床以受累关节疼痛、肿胀、晨僵、畸形、活动受限，以及乏力、发热等全身症状为表现。目前以激素、非甾体抗炎药、慢作用抗风湿药、生物制剂为主要治疗方法。我国大陆地区的类风湿患病率为0.2%～0.36%。病理表现为关节滑膜的慢性炎症，血管翳形成，并出现关节软骨和骨破坏，最终可导致关节畸形和功能丧失，致残致畸率较高。临床用中药熏蒸治疗类风湿关节炎有较好疗效，现介绍如下。

【临床资料】

患者30例，均为风湿科确诊的活动期类风湿关节炎，中医辨证属寒湿痹阻型，年龄18～60岁，病程6个月以上。

中医诊断标准：符合《中药新药临床研究指导原则（试行）》中寒湿痹阻型类风湿关节炎的诊断。症见关节冷痛而肿，遇寒痛增，得热痛减，关节屈伸不利，晨僵，关节畸形，口淡不渴，恶风寒，阴雨而加重，肢体沉重，舌质淡，苔白，脉弦紧。

【治疗方法】

处方：桂枝、白芍、透骨草、鸡血藤、威灵仙、桑寄生各30克，制川乌、制草乌各20克，青风藤、麻黄、红花、土鳖虫各15克，防风、细辛各10克。

用法：将上药混匀放入纱布袋内，加水2000毫升煮沸30分钟，取药液熏蒸患处，待温度适宜时用药液淋浴，注意保暖避风，卧床休息。每天1次，每剂药可用2天，15天为1个疗程，连续3个月。

【治疗效果】

1.疗效标准

治愈：关节疼痛、肿胀消失，关节活动正常，X线检查提示病变静止，侵蚀减少，血沉正常，类风湿因子转阴，半年以上未复发。显效：关节疼痛、肿胀消失，关节功能有所恢复，血沉下降，类风湿因子转阴，5个月以上未复发。好转：以上症状减轻。无效：临床症状及体征无变化。

2.治疗结果

治疗患者30例，治愈4例，显效17例，好转6例，无效3例，总有效率为90%。

【体会】

类风湿关节炎属中医学"痹证"范畴，寒湿痹阻证在发病中，风寒湿为主要致病因素，故祛风散寒、除湿止痛、舒筋通络为治疗风寒湿痹证的主要原则。中药熏蒸外洗对缓解类风湿患者活动期的关节疼痛、肿胀、晨僵现象有明显效果。药物不经胃肠吸收，直接由皮肤孔窍吸入，缩短患者进入缓解期的时间，且药物直接透过皮肤进入血液系统，减轻胃肠道症状。在保证疗效的基础上，副作用相对较小，可提高患者的生活质量，同时治疗费用低，可减轻家庭的经济负担。

二十一、痛风

中药散穴位贴敷方

"痛风"属中医学"历节病""白虎历节""走注风"及"痹证"等范畴。痛风所伴随的高尿酸血症已经成为冠状动脉粥样硬化性心脏病、高血压的重要危险因素之一，它严重危害着人类的生命健康。在治疗上，现代医学对本病间隙期的治疗因长期服药而不良反应大。中药虽然不良反应少，但因难以入口、煎药麻烦等，最终导致患者医从性及耐受性较差，血尿酸降至正常后，患者往往自行停药，导致痛风反复发作，最终累及肾脏等重要脏器。临床研究在痛风间隙期运用中药散穴位贴敷来治疗，以健脾温阳除湿通络为原则，积极预防痛风急性发作，能减少痛风的急性发作，取得了较好的疗效，现介绍如下。

【临床资料】

共治疗患者35例，其中男25例，女10例；年龄35～50岁；病程3～10年。

纳入标准：均符合1977年美国风湿学会制定的痛风诊断标准，且无关节炎的急性发作；中医辨证为脾阳亏虚型，症见关节疼痛、肿胀，活动功能障碍，身困倦怠，脘腹痞满，大便溏薄，舌质淡胖，苔白腻，脉沉弦滑；未服用其他降尿酸药物及影响尿酸代谢与排泄的药物达1周以上。

排除标准：痛风急性发作者；过敏体质或对本药过敏者；合并心、脑、肝、肾及造血系统等严重的原发性疾病者；伴有精神病、老年痴呆等治疗及观察时不能配合者；疾病晚期关节出现重度畸形、僵硬者；合并其他风湿免疫性疾病，正在服用相关药物治疗者。

【治疗方法】

处方：猪苓、泽泻、白术、茯苓、桂枝各100克。

用法：上药混匀研粉，做成药饼，平放于胶布上，分别贴于大杼穴、太白穴。每晚1次，每次6小时。治疗期间宜低嘌呤饮食，随访3个月。

【结果】

35例患者治疗3个月后，血清尿酸水平、血沉、C反应蛋白均有所下降，总有效率为100%。

【体会】

痛风治疗目的是迅速控制急性发作，预防急性关节炎复发，纠正高尿酸血症。目前治疗仍以口服西药为主，中医治疗常常使用防风、桑枝、羌活、土茯苓、薏苡仁等清热燥湿、祛风通络之品。以上方法，可起效迅速，但长期服用不良反应大，易反复发作，使得患者发作间隙期缩短；且不断服用以上药物控制急性发作，脾胃受损严重，反复耗伤人体的阳气。所以临床上痛风发作的间隙期常常可见脾阳亏虚患者。脾阳亏虚使得运化功能失司，痰湿积聚于体内，血尿酸水平高居不下，使痛风更容易急性发作，形成恶性循环。而且痛风好发于饮食不节之人，常年饮食不节也是导致脾胃亏损的原因。由此可见，本病的发生与先天禀赋、体质及饮食习惯有关，胖人多发，饮酒食肉可诱发加重。综上所述，中医认为痛风间隙期根本病因病机多为阳气不足、气化不行，以脾阳亏虚为多见，脾失运化、痰浊湿毒积聚于关节、肌肉、经络而起病，本为脾阳亏虚，标为痰湿积聚，属本虚标实之证，所以治疗应注重化湿泄浊，标本兼顾，治法当以温阳化气泄浊为法，扶正祛邪，从而减少痛风的急性发作，阻止病情的发展，减轻痛风所引起的一系列病变。本方由桂枝、猪苓、茯苓、泽泻、白术组成，温阳化气与淡渗利水相配伍，使阳气振奋，湿毒之邪从小便而出，取其温阳化气利湿之功效，达到治疗痛风间隙期脾阳亏虚型的目的。本研究取穴大杼、太白。太白为脾经五腧穴中的俞穴，大杼为八会穴之骨会穴，可以起到温通经络、祛风除湿、调节气血的作用。

中药散穴位贴敷治疗脾阳亏虚型痛风间隙期，方便易行，可以使患者血尿酸水平、炎症因子处于一个较低的稳态水平，改善患者各种临床证候，患者依从性较好，远期疗效显著，同时减少不良反应，值得推广。

中药局部贴敷方

痛风是人体嘌呤代谢紊乱所致的一组疾病，无论原发性或继发性，西医一般用秋水仙碱及消炎止痛药物治疗，目前病因尚不明确，不能根治，治疗效果不甚满意，且副作用较大。临床采用中药贴敷的方法治疗本病疗效显著，现介绍如下。

【临床资料】

观察病例均为门诊患者，共65例，其中男51例，女14例；年龄22～80岁；病程2天至15年；血尿酸大于420μmol/L，或尿pH值小于5，尿蛋白改变。

临床表现多见单个趾、指关节猝然红肿疼痛，逐渐加剧如虎咬，昼轻夜甚，反复发作，可伴发热、头痛等。反复发作后，可伴有关节周围及耳郭、耳轮和趾指、指骨间出现痛风石。常因烦劳过度、暴饮暴食、食用高嘌呤食物、饮酒及外感风寒等诱发。

【治疗方法】

处方：大黄500克，吴茱萸25克，鸡蛋1个。

用法：将前两味药混匀研成粉，装入洁净密封的容器中备用。治疗时取适量药粉，用蛋清调制成软膏，稀稠以不流动为度，将药膏敷于红肿热痛处，再用保鲜膜轻轻包裹，每次贴敷4～6小时后，去除保鲜膜，用温水洗净药膏。间隔1～2小时后重复贴敷治疗，疗程1～2天。

注意：皮肤溃疡者、痛风石多形成漏道者、皮肤过敏者不宜使用本法。

【治疗效果】

1. 疗效标准

治愈：症状、体征消失，实验室检查正常。好转：关节肿胀消减，疼痛缓解，实验室检查改善。未愈：症状及实验室检查无变化。

2. 治疗结果

治疗患者65例，治愈41例，好转23例，未愈1例，总有效率为98.5%。

【体会】

痛风的发病原因尚不清楚，临床认为，除一部分与遗传、代谢有关外，大部分与饮食有关，也有其他因素的影响，如暴饮暴食、饮酒过量、劳累、感染、外伤、手术、创伤、关节周围受压、鞋履不适等均可为诱发因素。目前，抗痛风西药不良反应多，严重影响肾功能，不宜长期服用。中医学认为，痛风是由于湿热瘀阻，留滞关节经络，气血运行不畅所致，以趾、指等关节红肿热痛或伴发热等为主要临床表现，属"痹证"范畴。本病的发生多为湿浊瘀阻，瘀久化热，导致经络受阻，气血痹阻不通而表现出急性期的阳热病证。中医药在防治痛风方面积累了不少经验。实践表明，采用中药制成软膏贴敷于患处的方法疗效显著。本方中大黄为主药，其味大苦，性大寒，入脾、胃、大肠、肝、心包经，苦寒沉降，性猛善走，素有"将军"之美称，既可涤荡肠胃积热，又能泻血分实热，具有清热泻火、凉血解毒、活血祛瘀之功，用量宜大；吴茱萸味辛、苦，性热，入肝、脾经，辛散苦降，性热燥烈，为厥阴肝经之要药，上可调脾胃，下可暖肾，故可温中止痛，疏肝降气，燥湿降逆，用量宜小，用于佐使；蛋清作为赋形剂，具有清热解毒的作用。诸药合用，力专势雄，使湿热得祛，气血疏通，肌肉筋脉得养。研究结果显示本法有较好的疗效，且副作用小，操作方便，值得推广。

二味中药外敷方

痛风性关节炎为嘌呤代谢紊乱或尿酸排泄减少所引起的疾病。其临床

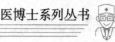
特点为高尿酸血症、特征性的急性关节炎反复发作，以中年男性多见。近年来，随着人民生活水平的提高，本病发病率呈逐年上升趋势。临床采用冰黛散局部外敷辅助治疗急性痛风性关节炎，取得良好疗效，现介绍如下。

【临床资料】

观察病例为医院风湿科住院及门诊患者，共60例，其中男53例，女7例；年龄28～69岁，平均46.7岁；病程1天至5年；受累关节包括第1跖趾关节、踝关节、膝关节、腕关节、拇指掌指关节，累及1个关节者47例，多个关节者13例。

诊断标准：①急性关节炎发作多于1次；②炎症反应在1天内达高峰；③急性单关节炎发作；④患病关节可见皮肤呈暗红色；⑤第1跖趾关节疼痛或肿胀；⑥单侧关节炎发作，累及第1跖趾关节；⑦单侧关节炎发作，累及跗骨关节；⑧有可疑痛风结节；⑨高尿酸血症；⑩X线摄片检查显示不对称关节内肿胀；⑪X线摄片检查显示不伴侵蚀的骨皮质下囊肿；⑫关节炎发作期间关节液微生物培养阴性。凡症状符合上述标准中6条及以上者即可确诊。

【治疗方法】

处方：冰片、青黛各50克。

用法：将上药混匀研成细粉，用食醋调匀后外敷于关节红肿处，以敷料及绷带固定。每天1次，每次敷6～8小时，10天为1个疗程。

注意：所有患者治疗期间禁用其他镇痛及影响尿酸代谢的药物。宜低嘌呤饮食，禁酒，多饮水，病变关节制动。

【治疗效果】

1.疗效标准

痊愈：症状完全消失，关节功能恢复正常，主要理化检查指标（血尿酸）正常。显效：主要症状消失，关节功能基本恢复，主要理化检查指标基本正常。有效：主要症状基本消失，主要关节功能及主要理化检查指标有所改善。无效：与治疗前相比，各方面均无改善。

2.治疗结果

治疗患者60例，痊愈15例，显效33例，有效10例，无效2例，总有效率为96.7%。

【体会】

急性痛风性关节炎是由于嘌呤代谢紊乱导致尿酸盐结晶在关节周围组织沉积而引起的急性疾病，以关节红肿热痛为主要临床表现。该病属中医学"痹证"之"热痹"范畴，病因病机为患者先天禀赋不足，脏腑功能失调，长期进食肥甘厚味，烟酒无度，导致脾失健运，湿热内生，或感受湿热之邪，痹阻经络，流注关节，故有关节疼痛、局部灼热红肿等症状。西医传统的非甾体消炎药物及秋水仙碱、激素等治疗本病有一定疗效，但不良反应较多。别嘌醇可促进尿酸代谢，副作用较前几种药物小，但对急性期关节症状控制效果欠佳。冰黛散以冰片、青黛为主药，冰片有清热止痛之功效，青黛有清热解毒凉血之功效。药理研究表明，冰片有明显的镇痛和镇静作用，局部应用对感觉神经有轻微刺激及止痛和防腐作用，此外还有抗炎等作用；青黛局部外敷可以镇痛并促进肿块变软、变小甚至消散。二者合用可达到清热、止痛、消肿之功效，以食醋调敷可以促进皮肤黏膜对药物的吸收。此法简便易行，辅助治疗急性痛风性关节炎，可使急性发作的关节红肿热痛等症状在较短时间内消失或有明显的改善，疗效确切，无任何不良反应，值得临床推广。

三黄散外敷方

痛风性关节炎是一种比较常见的疾病，本病发病较急，且通常发生在夜间，其临床主要表现为关节出现红肿、热痛等症状，且关节活动受到限制。一旦患病，将严重影响患者的正常生活。所以积极采取有效手段对痛风性关节炎急性发作患者进行治疗，是十分必要的。临床研究对42例痛风性关节炎急性发作患者予以三黄散外敷治疗，取得一定疗效，现介绍如下。

【临床资料】

选择42例痛风性关节炎急性发作患者作为研究对象，其中男22例，女20例；年龄25～78岁；病程10天至20年；患病部位在第1跖趾关节24例，踝关节12例，膝关节4例，腕关节2例。

【治疗方法】

处方：大黄60克，黄柏、黄芩各40克。

用法：将上药混匀研成细粉，用时加水调匀，制成糊状，均匀涂抹于棉纸上，并用一层纱布覆盖，敷于患处，外用绷带固定。每天更换1次药膏，7天为1个疗程，2个疗程后统计疗效。

【治疗效果】

1.疗效标准

治愈：经治疗，患者的临床症状完全消失，关节功能恢复到正常状态，各项理化指标均正常。显效：经治疗，患者的临床症状基本消失，关节功能基本恢复到正常状态，各项理化指标也趋于正常化。好转：经治疗，患者的临床症状有所改善，关节功能与各项理化指标也得到一定的改善。无效：经治疗，上述症状并未得到改善，甚至有加剧的趋势。

2.治疗结果

治疗患者42例，治愈20例，显效13例，好转8例，无效1例，总有效率为97.6%。

【体会】

痛风性关节炎急性发作属于中医学"湿热痹"范畴，本病一般坚持以祛湿清热、通络止痛的治则。三黄散中的黄柏有解毒疗疮、清热燥湿之效；大黄具有消痈肿、泻热毒的作用；黄芩具有解毒、泻火等功效，三种药物相配伍使用，即可达到祛湿清热、通络止痛的功效。从现代药理学方面来看，大黄可以起到镇痛、解热的作用；而另外两种药物具有极为显著的抗炎、解热作用。由此可见，采用三黄散外敷治疗痛风性关节炎急性发作，疗效显著，值得在临床推广应用。

中药粉外敷方

方法：丁香、肉桂、甘松各50克，乳香、没药各30克，红花、山柰各25克。将上药混匀烘干，研细粉，装瓶备用。先在患处敷以药粉适量，再将加热后的布质黑膏药盖上（贴以双层医用胶布也可）。每天换药1次，7

天为1个疗程。

主治：痛风性关节炎。

二十二、风寒湿痹痛

药盐熨方

风寒湿性关节痛是风湿科常见的疾病，其病势急、病情重、病程长，反复发作、缠绵难愈是本病的难题，而改善关节功能、有效缓解疼痛是治疗的重点。临床研究采用药盐熨疗法治疗本病，取得满意的疗效，现介绍如下。

【临床资料】

患者共128例，其中男77例，女51例；年龄最小35岁，最大76岁；病程最短3个月，最长11个月；患颈肩臂肌肉关节痛46例，腰背部肌肉关节痛33例，下肢肌肉关节痛49例；中医辨证属风重型19例，湿重型32例，寒重型32例，风湿并重型21例，寒湿并重型24例；全部病例均做过血常规、血沉、抗"O"、类风湿因子等检查及X线检查。

【治疗方法】

处方：制川乌、青风藤、木鳖子、威灵仙、忍冬藤各15克，甘草、乌梅、白芷、防风各10克，青盐（也可以食盐代用）2000克。

用法：上药混匀研成粉，装入布袋，置微波炉中加热4分钟，待温度适宜时将药袋置于疼痛关节穴位处熨烫，以患处皮肤微红、患者感微汗出为度。注意防止烫伤。每天1～2次，每次20～30分钟，每天更换1次药袋。连续治疗15次后评判临床治疗效果。治疗后30分钟内不可洗澡、吹风或接触冷水。

取穴：根据"痛之所在，病之所现"的理论，先确定疼痛点，取出药盐袋置于病位上即行药熨治疗。配穴的选择：患病部位在颈肩、上臂痛者，可选取大椎、肩髃、曲池、合谷等穴；在腰背部者，可选取大椎、腰俞、委中等穴；在臀部、下肢者，可选取肾俞、环跳、犊鼻、解溪等穴。此法不适用于风寒湿痹蕴久化热之热痹、关节红肿热痛及急性化脓性炎症患者。

【治疗效果】

1.疗效标准

治愈：主症与相关症状全部消失，不影响活动和工作。显效：主症及相关症状基本消失，仅在劳动或天气变化时有轻度症状，功能恢复，不影响日常生活和工作。有效：相关症状和体征有改善，但病情不稳定，停药后复发，对重劳动有影响。无效：临床症状和体征无变化。

2.治疗结果

128例风寒湿性关节痛患者在接受药盐熨治疗期间，停用其他抗炎、镇痛药及外用贴药，治愈33例，显效54例，有效32例，无效9例，总有效率为93%。

本法对寒邪偏重型疗效显著，对湿重型及寒湿并重型疗效略逊。

【体会】

风寒湿性关节痛目前西医均以对症治疗为主，患者常需要长期服药，多因停药即复发而丧失信心，放弃治疗。药盐熨治疗风寒湿性关节痛能快速有效地消除患者的痛苦，同时减轻口服西药的胃肠道刺激，弥补中药汤剂起效慢的缺点，以及中药其他外治法对患者造成的不便。此方法简化给药途径，通过皮肤透皮吸收直达病灶，疏经通络，活血化瘀，可使粘连部位软化，恢复关节正常活动度。本方法简便易行，经济实惠，疗效显著，不需要仪器设备，患者易于接受。

中药内服外敷方

痹证是指风、寒、湿、热等邪气侵袭人体，闭阻经络，使气血运行不畅，以致发生筋骨、肌肉、关节疼痛，酸楚，肿胀，重着，麻木，甚至屈伸不利，变形乃至活动障碍等主要临床表现的病证。其相当于西医的类风湿性关节炎、骨性关节炎、痛风性关节炎、反应性关节炎、强直性脊柱炎等。临床采用中药内服加外敷治疗痹证患者50例，取得较好疗效，现介绍如下。

【临床资料】

50例均系门诊患者，其中男27例，女23例；年龄最大者77岁，最小的22岁，平均37岁；病程最长21年，最短1周；类风湿性关节炎23例，骨性关节炎12例，强直性脊柱炎10例，反应性关节炎5例。

【治疗方法】

1.内服方

处方：青风藤、络石藤各20克，羌活、独活各8克。

加减：风盛而疼痛游走者，加防风、川芎各10克；湿盛而局部肿胀者，加薏苡仁30克，宣木瓜15克；寒盛而遇寒痛甚者，加桂枝10克，细辛3克；热重而局部发热肿胀者，加黄柏、木防己各10克；肝肾不足而腰膝酸软者，加杜仲、桑寄生各15克。

用法：水煎分3次服，每天1剂。

2.外敷方

处方：雷公藤、乳香、没药各30克。

用法：上药混匀研成粉，用温水、白酒适量调成糊状，外敷于关节表面，用纱布覆盖固定，加热水袋外敷30分钟（冷后可再加热）。每天2次，敷药2天更换1次，4周为1个疗程。

【治疗效果】

1.疗效标准

治愈：症状完全消失，关节等功能活动恢复正常，血沉、血小板等理化指数正常。显效：疼痛、肿胀、麻木等主症明显减轻，关节等功能活动有明显进步，理化指数接近正常。有效：疼痛、肿胀、麻木等主症有减轻，关节等功能活动有进步，理化指数有改善。无效：与治疗前比较，临床症状与理化指数均无改变。

2.治疗结果

总有效率为94%。

【体会】

近年来，随着关节炎类疾病研究的不断深入，临床西药时有推新，

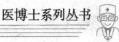

但因其多有不同程度的胃肠道反应以及对肝肾的毒性损害，常常使医家、患者用药顾虑重重，故探索中药内服加外敷法治疗痹证一直是临床的努力方向。循中医辨证施治原则，本方中主药青风藤辛散性平，祛风湿，通经络；辅药络石藤专长舒筋活络，佐以辛温发散止痛的羌活和辛香走窜止痛的独活，四味为伍，共奏祛风除湿、散寒止痛、舒筋活络之功效。又方中羌活气味辛香温燥，其性升散，善行气分，长于发散表浅之风寒湿邪，偏治腰部以上痹痛；独活气味辛苦，其性走窜下行，善通筋经骨节，长于搜风胜湿祛寒，偏治在里在下之痹阻。二药配对，兼顾表里上下，相需相助，相得益彰。同时，发挥中医外治法之长，加施病位局部外敷中药，方中所用雷公藤祛风通络，凉血消肿；乳香、没药行气活血，消肿止痛，疏通经络；更借酒之辛散温通之性，增强药物渗透性。痹证乃临床常见病，尤以中老年人发病率高。因其常影响肢体功能活动而多给患者生活和工作造成诸多不便，严重时可致残。中医药治疗痹证，虽临床有满意疗效，但仍需在实践中不断提高。

中药热敷方

方法：千年健100克，甘松、桑枝、牛膝、独活各30克。上药用冷水浸泡半小时，大火煮沸后小火再煎半小时。待水温适宜时泡脚或热敷患处，每天1次。

主治：下肢寒痹证。症见下肢冷痛无力，遇冷加重，舌淡苔白，脉沉，中医辨证为风寒湿痹者。

速效救心丸外治方

方法：把麝香风湿膏剪成小块，取速效救心丸1～4粒粘在中间，贴于压痛点，每天按压数次，不断使药粒对压痛点产生刺激作用。每2天换药1次，10天为1个疗程。

主治：风湿痹痛。

药膏贴敷方

方法：川乌及陈醋各适量。先将陈醋浓煎，再将川乌研成细粉，待醋煮沸后下川乌粉，继续煎熬成膏状，将药膏涂在纱布上，不烫手时贴敷在痛处，外用透气绷带固定。病情轻者1天可见效，重者7天痛止。

主治：各种痛证。

二十三、手肿胀综合征

大黄芒硝外敷方

手肿胀综合征是由于回流静脉被阻断或受动脉血流压力的影响，造成肢体远端静脉回流障碍，出现手肿胀。本研究采用大黄、芒硝外敷治疗12例手肿胀患者，取得满意疗效，现介绍如下。

【临床资料】

全部病例均为尿毒症透析后并发手肿胀患者，共12例。其中男8例，女4例；年龄62～78岁；均有不同程度手背静脉曲张，手部肿胀、疼痛，皮肤紫红等症状。

【治疗方法】

大黄、芒硝分别研成粉，然后按1：4的比例混合，再用食醋调成糊状，取适量装入纱布袋内，按肿胀范围大小湿敷，待药物变硬后取下。每天1次。

【治疗结果】

治疗1周后，9例患者症状完全消失，3例患者皮肤颜色较正常略深，总有效率达100%。

【体会】

手肿胀综合征严重影响了尿毒症患者的透析治疗，且易发生感染、破溃，早发现并采取有效办法，此病可治愈。中医认为，大黄有清热泻火、

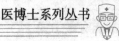
凉血解毒、活血祛瘀的功效，还有抗炎、止血、促进微循环等多种作用；芒硝外用可清热解毒、软坚散结；醋可软坚散瘀、消肿解毒。将大黄、芒硝用食醋调和外敷，可加强局部血流，改善微循环，促进吸收，达到消肿、止痛、消炎的功效。

二十四、腱鞘炎

药粉外敷方

方法：透骨草、伸筋草各30克，苏木20克，红花15克。上药混匀共研成粉，酒调为饼，每晚敷于患处。

主治：手指腱鞘炎。

中药外治方

腱鞘炎在老年人中十分常见，多发生在手指和手腕。中医认为，腱鞘炎属"伤筋"范畴，多因局部劳损过度、气滞血瘀所致。可用以下方法治疗。

1.裹萝卜片

方法：将白萝卜切成厚2～3毫米的薄片，直接裹于患病手指部位，外用纱布条扎紧、固定，每8小时换1次。此法对腱鞘炎初起者有效。

功效：化积滞，散瘀血。

2.贴芦荟叶

方法：取一块芦荟叶片，面积要比腱鞘炎病变部位稍大些，去皮，贴敷于患处，然后用脱敏胶布固定，隔天换1次新鲜芦荟。一般轻症者3～5次可见效。

功效：行气活血，清热解毒，抗炎消肿。可缓解腱鞘炎引起的疼痛、肿胀，促进炎症的消退。

3.敷乳没膏

方法：炒乳香、炒没药、甘草各10克，麻黄12克。上药焙干，混匀研成细粉，取适量药粉加蜂蜜调成膏，外敷于患处，以纱布覆盖、固定。每2天1次，一般治疗3次可痊愈。

功效：活血止痛，清热消肿。

中药糊外敷方

方法：野菊花、红花各5克。上药共研成粗末，用适量凉水调成糊状，外敷于患处，用保鲜膜包裹，以胶布固定。每天敷10小时后去除，次日再敷，一般连用3～5次即可见效。

主治：手指腱鞘炎。

二十五、甲沟炎

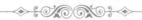

蜈蚣粉外治方

方法：蜈蚣2条，烤至焦黄，加入冰片5克，共研成细粉备用。未破溃出脓者，可用芝麻油调涂患处，已溃破出脓者将细粉撒于患处。早晚各1次，一般3～5次即痊愈。

主治：甲沟炎。

二十六、慢性腰肌劳损

自制药膏外敷方

慢性腰肌劳损属中医"痹证"范畴，多因久坐、劳逸失度、饮食失调、情志刺激，导致机体瘀血、湿邪等滞留或肝肾阴虚，血行不畅，阴阳

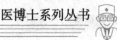
气血逆乱，脏腑功能失调。治疗宜疏通经络、扶正祛邪。采用蜂蜜调中药粉外敷，具有抗炎、镇痛、止血、活血的功效，操作简单，无副作用，值得一试。

【治疗方法】

黄柏25克，侧柏叶、泽兰、大黄、薄荷各12克，蜂蜜30克。将五味中药混合均匀，共研成细粉，加蜂蜜及适量水调成糊状即可，黏稠度适中，将药膏铺在透气胶布上，外敷于腰部压痛处，并用纱布包扎，保留6小时左右，每天外敷2次。第2次换药时将皮肤用温水洗干净后再敷，连用3天为1个疗程。1个疗程结束后间隔2天再进行下一个疗程。

【体会】

本方中黄柏清热燥湿、泻火除蒸、解毒疗疮；侧柏叶凉血止血、清热解毒；泽兰活血化瘀、行水消肿；大黄泄热通肠、凉血解毒、逐瘀通经；薄荷宣散风热、清头目、透疹；蜂蜜调和诸药，增加药粉的黏合度。上药经过配伍，药物之间产生协同作用，从而达到事半功倍的治疗效果。

中药穴位贴敷方

临床采用中药贴敷穴位治疗慢性腰肌劳损患者100例，疗效较好，现介绍如下。

【临床资料】

患者共100例，其中男80例，女20例；年龄20～60岁；病程最短3个月，最长30年；有或无急性劳损史，反复发作，经常有腰部不适或轻度疼痛，久站或持久弯腰、活动过多后疼痛加重，一侧或双侧骶棘肌有压痛，腰部活动稍受限，X线检查排除骨性病变。

【治疗方法】

方法：吴茱萸、细辛、肉桂、白豆蔻按10∶1∶1∶1的比例混合粉碎，用米醋调成药膏。治疗时取涌泉穴（单）、对侧复溜穴，用75%的酒精消毒穴位，再将药膏10～20克均匀摊于穴位上成直径1～2厘米、厚约2毫米的圆形，盖上一层消毒纱布，然后包扎固定，松紧适宜，保留12～24小时后换药。以局部有发热及微痒感为度。

注意：出现中药外敷过敏（局部反应强烈、大便带血等）现象时，应立即取下所敷药膏，并用温水清洗干净，用布擦干后在过敏的部位涂上新鲜的芦荟汁即可。如便血严重，应用炒槐米3克，炒黑豆（研成粉）20克，炙甘草10克，通草、黄芪、茯苓各5克，土茯苓、萆薢各2克，淡竹叶、灯心草、荆芥炭各1克，水煎分3次温服，每天1剂。

【治疗效果】

1.疗效标准

治愈：症状消失，功能恢复。好转：腰痛减轻，但脊柱活动受限。无效：症状无改善。

2.治疗结果

治疗患者100例，治愈28例，好转69例，无效3例，总有效率为97%。

【典型病例】

胡某，女，46岁。患者诉近3年来，腰部两侧疼痛，活动受限，疲劳后加重，曾试过多种中西药治疗，效果欠佳。遂用穴位贴敷法治疗，结果治疗3次显效，8次痊愈。随访1年无复发。

【体会】

慢性腰肌劳损属中医"痹证"范畴，多因久坐、劳逸失度、饮食失调、情志刺激，致使机体瘀血、湿热、寒湿等滞留，或肝肾阴虚，血行不畅，阴阳气血逆乱，脏腑功能失调。治疗应以疏通经络、扶正祛邪、滋补肝肾为主。涌泉穴为足少阴肾经井穴，可激发肾经经气，强肾利咽助精血；复溜穴与足太阴脾经要穴三阴交穴及足少阴肾经原穴太溪穴毗邻，有先天后天双补之意，扶正祛邪。中药外敷可通过经络的传导作用，调整脏腑功能而使慢性腰肌劳损渐愈。

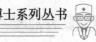
二十七、腰椎间盘突出症

中药穴位贴敷方

腰椎间盘突出症是临床较为常见的腰部疾病之一，是骨伤科的常见病、多发病，也是腰腿痛最常见的原因。患者痛苦，对生活和工作均造成很大影响。目前临床上多采用非手术疗法治疗。研究采用中药穴位贴敷治疗腰椎间盘突出症效果满意，现介绍如下。

【临床资料】

患者103例，其中男66例，女37例；年龄22～62岁；病史2天至4年。所有患者均在治疗前做X线、CT等检查，排除骨髓炎、骨结核及肿瘤等疾病。

【治疗方法】

处方：制川乌、乳香、没药、续断、牛膝、红花、苏木、川芎、血竭、透骨草、石菖蒲各10克。

用法：上药混匀研成粉，治疗时取药粉适量，用温水调匀进行穴位贴敷。取穴依据患者具体情况选择大肠俞、肾俞、腰阳关、环跳、命门、秩边、足三里及患部周围阿是穴等。每次4～5穴，敷药8小时后取下，每周3次，3周为1个疗程。

【治疗效果】

1.疗效标准

治愈：症状、体征消失，功能恢复。好转：症状、体征明显改善。无效：症状、体征未改善。

2.治疗结果

治疗患者103例，治愈82例，好转16例，无效5例，总有效率为95.1%。治疗无效的患者均具有以下特点：病史长，疾病发作频繁，在2个月内反复发作；下肢感觉运动出现异常，经MRI检查确定为腰椎间盘脱出及有椎管狭窄。

中药外敷加红外线照射方

腰椎间盘突出症是临床常见病，主要是由腰椎间盘各部分在出现不同程度的退行性变化后，受到外力作用，椎间盘纤维环破裂，髓核组织对相邻脊神经根造成压迫，引起腰部疼痛、下肢麻木等症状。研究发现，给予患者中药外敷加红外线照射，可有效改善患者症状，促进患者恢复，现介绍如下。

【临床资料】

选择门诊腰椎间盘突出症患者46例，其中男25例，女21例；年龄60～89岁；病程1～3个月；脱出15例，突出20例，膨出11例。

纳入标准：临床资料完整且自愿参与者，无精神疾病且认知功能正常者。

排除标准：对药物治疗过敏者，处于妊娠期患者，合并严重脏器疾病者，具有腰肌损伤、第3腰椎横突综合征者。

【治疗方法】

处方：透骨草20克，红花、当归、川芎、乳香、没药各15克，防风13克，羌活、牛膝、细辛各12克，制川乌10克，肉桂8克。

用法：上药混合研磨成粉，加入适量松节油与蜂蜜调成糊状。治疗时取药糊外敷于患处，每2天1次，连续治疗30天。在上述中药外敷基础上，将红外线灯直接在患处敷药部位进行照射，根据患者耐受程度调整距离（注意避免烫伤），药物水分蒸发后更换药物。红外照射每天1次，每次持续30分钟或直至患者皮肤潮红，根据个人情况如有不适则停止，连续治疗30天。

【治疗效果】

1. 疗效标准

痊愈：疼痛消失，脊椎活动正常，且能恢复正常工作生活。显效：疼痛等症状显著减轻，且功能活动正常。有效：疼痛等症状明显减轻，但活动仍存在一定障碍。无效：症状无改善或加重。

2. 治疗结果

总有效率为97.8%。

二十八、腰痛

伤筋散外敷方

非特异性下腰痛是一类以下腰痛为主要临床表现的疾病统称，常见于腰椎间盘退变、腰肌劳损、椎管狭窄等下腰部结构退变及软组织劳损。因其病因复杂，虽治疗方法多种多样，但疗效未能尽如人意。临床研究采用伤筋散外敷治疗非特异性下腰痛患者100例，取得了较好疗效，现介绍如下。

【临床资料】

100例患者均为门诊病例，其中男37例，女63例；年龄最小36岁，最大76岁；病程最短3个月，最长12年；腰椎间盘突出35例，腰椎骨质增生30例，腰椎滑脱6例，腰椎骶化或骶椎腰化8例，无影像学改变21例。

纳入标准：压痛点位于腰4、腰5、骶1、骶2椎体旁或棘上韧带，骶棘肌下部附着区域，髂嵴、腰骶或骶髂关节区域，臀部臀上皮神经及臀中皮神经支配区域；病程超过3个月。

排除标准：腰椎椎体、椎间关节及周围组织有肿瘤、感染性疾病、风湿性疾病以及骨折者；伴有腰部皮肤破损或炎症者；伴有腹部或盆腔炎症、肿瘤等病变者；用药后出现皮肤过敏，不能继续治疗者。

【治疗方法】

处方：生草乌、生川乌、羌活、独活、半夏、山栀子、大黄、宣木瓜、路路通各12克，蒲黄、樟脑、苏木各9克，麻黄、赤芍、红花、生南星各6克。

用法：上药混匀研成粉，取适量用醋调匀，外敷于腰部患处。每3天换药1次，15天为1个疗程。

【治疗效果】

总有效率为100%。

【体会】

非特异性下腰痛的病因目前尚不明确，治疗方法多种多样。循证医学推荐的治疗方法有卧床、腰背肌锻炼、药物治疗、手法治疗、牵引治疗、局部注射、手术、心理安慰治疗等。因药物治疗的不良反应和手术创伤的影响等正逐渐被重视，中药外用、推拿、运动疗法、物理因子疗法等形成的综合外治法，正逐渐成为非特异性下腰痛的主要治疗方法。

非特异性下腰痛属中医学"腰痛"范畴，临床以寒湿腰痛和瘀血腰痛最为多见。本方中的生草乌、生川乌、羌活、独活、麻黄、宣木瓜可祛风散寒除湿，半夏、生南星、山栀子、大黄、路路通、蒲黄、樟脑、苏木、赤芍、红花可活血通络止痛。用醋调敷可减少皮肤过敏反应。

本研究结果显示，中药外敷治疗对非特异性下腰痛的康复具有一定的疗效，且患者依从性较好，值得推广。

艾盐包热熨方

临床研究采用艾盐包热熨治疗老年肾病伴腰酸痛症状患者30例，取得较好疗效，现介绍如下。

【临床资料】

共治疗老年肾病伴腰酸痛症状患者30例，其中男14例，女16例；平均年龄（73.71±14.11）岁；平均病程（45.43±21.05）月。

【治疗方法】

将干艾叶与盐按3∶1的比例装入纱布袋内，制成艾盐包，然后将艾盐包用微波炉加热至60℃。患者取俯卧位，在患者腰部垫干毛巾，用加热后的艾盐包沿腰骶部按顺时针方向做热熨，在肾俞、命门、腰阳关、八髎等穴位处稍做停留并适当加力热熨10分钟，然后将艾盐包置于患者腰部热敷20分钟。连续治疗14天。

【治疗效果】

1.疗效标准

将腰酸痛症状分级量化为4个等级：无腰酸痛为0分；有腰酸痛，症状偶尔发生为"轻度"，评分2分；有腰酸痛，症状经常发生为"中度"，评分4分；腰酸痛持续存在为"重度"，评分6分。分别在治疗前和治疗后进

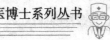

行评分。

2.治疗结果

总有效率为100%。

【体会】

中医认为，老年肾病基本病机多为肾气亏虚，肾为先天之本，藏精纳气，主骨生髓，为全身阴阳之根本。"腰为肾之府"，肾虚气化不利，煦养卫外失常，腰腑失养，故而腰酸腰痛。因此，本病治疗的关键在于温肾养阳，补益肾气。艾盐包热熨是将粗盐与艾叶混合均匀装入布袋内加热后敷在患处或腧穴并来回移动按摩的一种治疗方法，具有散寒止痛、温煦气血、调节阴阳的功效。《本草纲目》记载："盐生于水中，入肾经，有凉血活血的功效；艾叶性温，入脾、肝、肾经，可以通十二经络，具有理气活血、逐寒除湿的功效。"而艾盐包加热后能够很好地扩张局部血管，改善血液循环，可温经行气、散瘀通络。肾俞、命门、腰阳关、八髎等穴位均属腰部阳经之穴，热熨上述诸穴，能壮先天之本、调节阳气，使肾元充足，达到补肾气、壮肾阳的目的，从而改善老年肾病患者腰酸腰痛的症状。

穴位贴敷方

方法：当归、熟地、黄芩、续断、川芎各等量。上药共研成粉，用酒调成糊状，外贴于肾俞穴。每2天换药1次，1个月为1个疗程。

主治：腰痛。

二十九、骨折

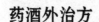

药酒外治方

方法：肉桂60克，当归、红花各50克，50%酒精400毫升。将上药共研成粗粉，浸入酒精内，密封，每天振动1次，7天即成。骨折处固定后，取药酒涂擦患处，每天7～10次。

主治：骨折。

骨折后关节僵直熏洗方

方法：赤芍、川芎、当归尾、红花、宣木瓜、伸筋草、透骨草各15克。加减：上肢僵硬者，加桂枝15克；下肢僵硬者，加牛膝15克；关节僵直质硬者，加三棱、莪术各15克。将上药用250毫升食醋浸泡12小时，加水500毫升，小火煮沸15分钟后，去渣取液熏洗患处，注意避免烫伤，边熏洗边活动关节。每天2次，每次30分钟，7天为1个疗程。

主治：骨折后关节僵直。

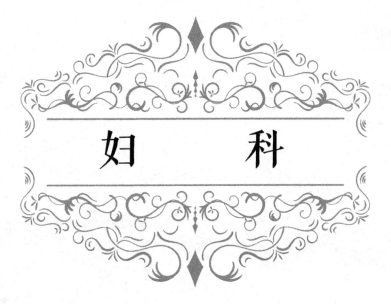

妇　科

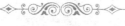

一、痛经

中药泡脚方

方法：艾叶50克，乌药15克，桂枝、延胡索、香附各10克。煎水泡脚，每天1次。

主治：痛经。症见经期腹痛，经血色暗，夹有血块，平素胸胁胀痛，舌暗红，苔白或有瘀点，脉弦紧，中医辨证属气滞血瘀型者。

四味中药敷脐方

方法：丁香、白芷、川芎各10克，麝香0.1克。诸药混匀烘干，研成细粉，过筛加甘油调为药糊，备用。经前3天，将药糊敷于肚脐，外用塑料薄膜覆盖、固定，药干则换，使用至行经后3天取下。每月1次，连续使用至治愈或仅有微痛为止。

主治：痛经。症见经前、经期或经后发生的小腹疼痛或痛引腰骶、胁肋，并伴头晕头痛、恶心呕吐，甚或昏厥，舌淡苔薄白，脉细，中医辨证属气血亏虚、寒邪侵袭或气郁血滞而阻滞不通者。

中药饼敷脐方

方法：肉桂、炮姜、蒲黄、五灵脂、延胡索各12克，当归、川芎、赤芍、桃仁、香附各10克，琥珀3克。上药混匀研成粉，经前2天，取药粉适量用高度白酒调成糊，制成1厘米厚的药饼，敷于脐部，外用纱布及胶布固定。每天换药1次，夏季可换2次，连敷5～6天，连续3个月经周期为1个疗程。

主治：痛经。症见行经腹痛，伴有呕吐，手足厥冷，舌暗红，苔薄白，脉沉细，中医辨证属寒凝胞宫、气血不畅者。

二、阴道炎

中药坐浴方

阴痒是妇科的常见病及多发顽症，多由外阴的不同病变引起，可发生在各年龄段。近年来，阴痒患者逐年增多。临床以中药外用治妇女阴痒患者137例，疗效满意，现介绍如下。

【临床资料】

137例均为妇科门诊患者，年龄21～65岁；病程3天至6个月；霉菌性阴道炎致阴痒者61例，滴虫性阴道炎致阴痒者34例，细菌性阴道炎致阴痒者22例，老年性阴道炎致阴痒者13例，外阴营养不良致阴痒者7例。

诊断标准：①症状：外阴瘙痒、灼痛，或伴有尿频、尿急、尿痛等尿道刺激症状，或局部刺激症状。②妇科检查：宫颈及阴道黏膜充血，分泌物异常，滴虫性阴道炎分泌物呈黄色泡沫状，霉菌性阴道炎分泌物呈豆渣样，老年性阴道炎分泌物为脓疡或黄水样。③实验室检查：滴虫性阴道炎阴道分泌物在显微镜下可以找到滴虫；霉菌性阴道炎阴道分泌物中可以查到霉菌；阴道清洁度在Ⅱ度以上。

【治疗方法】

处方：苦参、蛇床子、百部、枯矾各30克，白鲜皮、地肤子、川椒、黄柏、透骨草、仙茅、知母、紫草各15克。

用法：将上药水煎沸30分钟，滤渣取药液。用温水洗净二阴，再以药液熏蒸阴部，待药液温度适宜时坐浴。每天2次，每次15～20分钟，7天为1个疗程，4个疗程后观察疗效。

注意：经期禁用。熏蒸、坐浴时避免烫伤。禁食辛辣刺激食物。保持外阴清洁、干燥，勿揉搓搔抓患处，勤换内裤、床单，清洗后在太阳下曝晒。勿用刺激性消毒液及强碱性肥皂清洗患处。

【治疗效果】

1.疗效标准

痊愈：外阴、阴道痒痛消失，阴道分泌物检查转为正常，停药3个月经周期无复发，各项检查均正常。显效：阴道及外阴痒痛明显减轻，阴道分泌物检查正常。有效：阴道分泌物检查正常，而其他症状存在，或其他症状消失、减轻，而阴道分泌物检查异常。无效：阴道分泌物检查及症状无改变。

2.治疗结果

治疗患者137例，痊愈97例，显效19例，有效14例，无效7例，总有效率为94.9%。其中，61例霉菌性阴道炎中，痊愈47例，显效7例，有效5例，无效2例，总有效率为96.7%；34例滴虫性阴道炎中，痊愈26例，显效4例，有效3例，无效1例，总有效率为97.1%；22例细菌性阴道炎中，痊愈14例，显效3例，有效4例，无效1例，总有效率为95.5%；13例老年性阴道炎中，痊愈8例，显效3例，有效1例，无效1例，总有效率为92.3%；7例外阴营养不良中，痊愈2例，显效2例，有效1例，无效2例，总有效率为71.4%。

【典型病例】

李某，女，30岁。患者诉外阴瘙痒半个月，时轻时重。平素嗜食辛辣。近5天外阴瘙痒难忍，灼热疼痛，坐卧不安，搔抓难以止痒。妇科检查：外阴皮肤粗糙增厚，有抓痕，阴道黏膜充血，带下量多，灰白如凝乳，味腥臭。阴道分泌物中可以查到霉菌，阴道清洁度Ⅲ度。舌红，苔黄腻，脉滑数。诊断为霉菌性阴道炎。予上方治疗。嘱患者保持外阴清洁、干燥，禁揉搓搔抓患处；穿宽松纯棉内裤，勤换内裤，洗后在太阳下曝晒；少食辛辣刺激食物，多喝开水。二诊，患者诉外阴瘙痒大减，灼热疼痛明显减轻，带下仍量多，嘱其继续治疗2个疗程，经期停用。经净3天后复查，不适症状消失，阴道分泌物检查正常。随访3个月无复发。

中药熏洗方

临床用中药熏洗治疗老年性阴道炎，疗效较好，现介绍如下。

【治疗方法】

地肤子、蛇床子、苦参各30克，黄柏、徐长卿、艾叶各15克，花椒、白鲜皮、百部各10克。上药加水煎煮后去渣取汁（约1500毫升），倒入盆中熏蒸外阴，待药液温度适宜时坐浴，直到药液冷为止。每天2次，7天为1个疗程。

【体会】

老年性阴道炎属中医"带下病""阴痒"范畴，是因年老肾气衰，天癸竭，精血两亏，外阴失养，带脉失约，湿热之邪乘虚入侵引起。本病的根本是肾阴虚，外邪则以湿邪为主，故临床所见肾阴虚挟湿热者偏多。中药熏洗坐浴疗法主要以药物蒸气作用于肌肤，使皮肤毛孔开放，毛细血管扩张，血流加速，从而改善局部血液循环，疏通经络，调和气血，促进血液和淋巴循环，加强药物吸收，并能改善局部组织营养，使炎症吸收消散，清洁并减少局部泌物。

中药熏蒸方

方法：黄精30克，补骨脂、蒲公英、黄柏、赤芍各20克，龙胆草、蛇床子、地肤子、苦参、土大黄各15克，冰片3克。将上药（除冰片外）煎煮2次，冰片在第2次煎煮完毕前5分钟投入，合并2次煎煮滤过液，浓缩至200毫升，将浓缩液倒入盆中，熏蒸外阴20分钟。每天2次，每次100毫升。

主治：老年性阴道炎。

外阴瘙痒坐浴方

方法：蓖麻叶3片。水煎去渣取液，坐浴，熏洗患处。注意避免烫伤。每天1～2次，一般用药10～20次即可痊愈。

主治：外阴瘙痒。

中药外洗方

方法：凌霄花10克。加水4碗，水煎30分钟，纱布过滤去药渣，再取每瓶10毫升的藿香正气水10瓶，两者混匀，洗擦患处。每晚2次，轻者3次可治愈。

主治：外阴瘙痒。

三、带下病

中药坐浴方

带下病是妇科中仅次于月经病而影响女性健康和生活质量的常见病、多发病。带下病的治疗以内治法为多，但外治法具有局部药物浓度高、直达病灶的优点。临床运用中药汤剂坐浴治疗带下病湿热蕴结证疗效显著，现介绍如下。

【临床资料】

48例均为门诊患者，年龄27～60岁；病程最短7天，最长30年；未绝经32例；已婚44例；在职35例；存在合并症30例；存在合并用药11例；清洁度Ⅰ度6例，Ⅱ度40例，Ⅲ度2例；滴虫性阴道炎3例，外阴阴道假丝酵母菌病8例，细菌性阴道炎3例。

中医辨证标准：①带下量多，色黄或黄白相间，质黏稠，有腥臭味；②阴部瘙痒或疼痛；③阴部潮红肿胀；④小腹胀或疼痛；⑤小便短少涩痛；⑥口苦咽干；⑦心烦胸闷；⑧食欲不振；⑨舌质红，苔黄腻或厚腻；⑩脉弦数或滑数或濡数。

【治疗方法】

处方：蛇床子、煅龙骨、煅牡蛎、薏苡仁、芡实、白鲜皮、地肤子各15克，百部、蒲公英、金银花各12克，白花蛇舌草、苏叶各10克。

用法：上药水煎沸30分钟，待水温适宜时坐浴。早晚各1次，每次10分钟，每天1剂，连用1周。

【治疗效果】

总有效率为100%。

【体会】

中医中的带下病，在临床上常见于阴道炎、宫颈炎及盆腔炎等病症引发的阴道分泌物异常，其中以阴道炎尤为多见。有研究显示，湿热下注是带下过多最常见的症型，湿热蕴积于下，损伤任带二脉，故带下量多，色黄，黏稠，臭秽；湿热熏蒸，则胸闷心烦，口苦咽干；湿热内阻，则食欲较差；湿热蕴结，瘀阻胞脉，则小腹或少腹作痛；湿热伤津，则小便短少涩痛。舌红，苔黄腻，脉濡数，均为湿热之征。

中医认为，白带增多无论何种原因所致，固然是病理现象，但女子之"带"犹如男子之"精"，女子带下绵绵，犹如男子遗精，日久则可导致人体虚证丛生。因此，带下病的外治不能只针对症状而一味使用清热解毒止痒的药物，单纯清热解毒止痒，可取效于一时，但效果不能持久，容易反复。还要兼顾到"带下"本属人体生理现象这一情况，注意加用敛湿止带的药物。如此，治疗带下病方可全面兼顾。本方在运用清热解毒止痒药物的同时，加用敛湿止带的药物。本方中蛇床子、百部、白花蛇舌草解毒杀虫止痒；蒲公英、金银花、薏苡仁清热解毒利湿；煅龙骨、煅牡蛎、芡实固涩止带；白鲜皮、地肤子祛风止痒；薏苡仁、芡实利下湿浊；苏叶芳香避秽，祛除带下之异味。本方融清、利、敛为一体，相辅相成，相得益彰，具有清热利湿解毒、敛湿止带之功效。研究证明，本方坐浴可改善带下病湿热蕴结证患者的症状，值得临床进一步研究推广。

肉桂散敷脐方

妇女阴道平时有少量的分泌物（白带），呈蛋清状，无臭味，以润滑和保护阴道。青春期、妊娠期或月经前期可能增多，亦属正常现象。如果分泌物过多，持续时间长，色、质、味异常变化并出现全身或局部症状者称带下病。带下病有多种，临床以寒湿型带下（患者伴下腹冷痛，舌淡，苔白腻等症状）为多见。临床采用肉桂散敷脐（神阙穴）治疗寒湿带下患者15例，疗效满意，现介绍如下。

【临床资料】

患者15例，年龄15～50岁；病程为几个月至5年不等。临床特征为白带清稀，量多，有腥气，面色晦暗，下腹冷痛，尿清便溏，腰部酸痛，舌淡苔润，脉沉迟。

【治疗方法】

处方：肉桂15克，桑螵蛸、白芷各30克，芡实、补骨脂各20克。

用法：上药混匀研成粉，用醋调成糊状，临睡前取适量敷于脐部，外用胶布固定，次日起床时取下。每天换药1次，连续使用1周，一般治疗1～2个疗程。

【治疗效果】

1.疗效标准

痊愈：治疗1个疗程后，症状消失。显效：治疗1个疗程后，症状缓解。无效：治疗1～2个疗程后，症状无明显改变。有2例用药后脐周出现红疹，微痒，经用抗过敏药后消失。

2.治疗结果

治疗患者15例，痊愈12例，显效1例，无效2例，总有效率为86.7%。

【典型病例】

高某，40岁。患者自诉几日前出现白带清稀不止，量多，无局部刺激感，自我感觉正常，当时未在意，数日后出现腰部酸痛、下腹冷痛而来就诊。中医诊断为寒湿带下，治宜温中祛寒、利湿止带。予上方中药散敷脐治疗，3天后症状明显减轻，1周后症状消失，随访未见复发。

四、卵巢囊肿

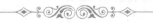

中药内服外敷方

卵巢囊肿是妇科疾病中的常见病及多发病，多因附件炎症、遗传因

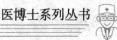

素、内分泌因素等引起。临床采用中药内服外敷的经验疗法治疗卵巢囊肿疗效显著，现介绍如下。

【临床资料】

共治疗患者60例，均是已婚妇女；年龄最小20岁，最大51岁，平均年龄35岁；已婚生育45例，已婚未生育15例；卵巢囊肿7厘米以上2例，最小1厘米1例，3～5厘米较多；单纯性卵巢囊肿12例，卵巢囊肿伴盆腔积液18例，卵巢囊肿伴不孕症10例，卵巢囊肿伴阴道炎20例，卵巢囊肿伴月经不调15例，卵巢囊肿伴有人流手术史10例；中医临床辨证分型属阳虚型35例（其中脾阳虚10例，肾阳虚11例，肝肾阳虚4例，阳虚挟痰湿10例），湿热下注瘀积型25例。

【治疗方法】

1.内服方

处方：桂枝、茯苓、丹皮、桃仁、红花各10克，大枣、白芍、夏枯草、桔梗、香附、三棱、莪术、鳖甲（先煎）、泽泻各6克。

加减：气虚而面色苍白，气短乏力者，加黄芪、党参、白术各10克；阳虚四肢冷者，加肉苁蓉、菟丝子、淫羊藿各10克；阳虚腰冷痛者，加杜仲、续断、补骨脂、狗脊各10克；湿热下注而尿黄，舌红苔黄腻者，加黄柏、金银花、薏苡仁、猪苓各10克。

用法：每天1剂，水煎，早晚分服，15天为1个疗程。

2.外敷方

处方：透骨草、乳香、没药、麻黄、桂枝、三棱、莪术、红花、羌活、千年健、独活、皂角刺、当归各30克。

用法：上药混匀研成细粉，用酒与食醋各500毫升调匀后装入布袋内，隔水蒸，水沸后15分钟取出，外敷于患侧腹部，药袋凉后，可反复蒸后使用。每天1次，15天为1个疗程。

【治疗效果】

1.疗效标准

痊愈：B超检查结果证实盆腔内占位性阴影全部消失，患者自觉症状消失。有效：B超检查结果证实盆腔内占位性阴影缩小，未全部消失，患者自觉症状部分缓解。无效：治疗3个月后，B超检查结果显示盆腔内占位性阴影未变化，患者自觉症状未改善。

2.治疗结果

治愈率达100%，治疗时间最短为1个疗程，最长为4个疗程。

【体会】

卵巢囊肿属中医"症瘕"范畴，是妇科病中的常见病、多发病，发病年龄多在20～50岁之间。其病因病机复杂，一般多因炎症引起，中医辨证多为湿热或寒湿客于腹内，使气机不通，水湿不化，收引凝滞，聚而为湿、为饮、为痰而形成痰核，经手术发现多为黏稠物质。本方中桂枝、丹皮、桃仁、红花、三棱、莪术活血化瘀、通络止痛；夏枯草、桔梗、鳖甲、香附软坚化结、行气消痰；茯苓、泽泻利水化痰。根据辨证气虚、阳虚四肢冷、阳虚腰冷痛、湿热下注随证加减，全方共奏活血化瘀、消痰利水之效。本法组方严谨，疗效显著，外用方研粉，配用酒、食醋起化痰软坚、温经消水的作用，内外合治促进囊肿消退，缩短治病疗程，减轻患者心理及经济负担。

五、乳房疾病

芦荟汁治乳头皲裂方

方法：取鲜芦荟叶，洗净，用小刀轻轻刮去表皮，将芦荟汁滴于皲裂部位，用消毒棉棒将芦荟汁轻轻涂匀。每天在哺乳前清洗乳头，喂养完毕后再次涂抹芦荟汁。一般3～7天愈合。

主治：哺乳期乳头皲裂。

白僵蚕粉外治急性乳腺炎方

方法：白僵蚕25克，研成细粉，用陈醋调匀，涂抹于患处及其周围。每天数次，保持湿润，直至肿块消散。

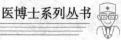

主治：急性乳腺炎。

白芷外敷治乳腺炎方

方法：白芷30克，研成细粉，加煮沸的醋调成糊状，将其均匀涂于纱布上，贴敷于红肿的乳房上，外用塑料膜覆盖。每天2次，每次贴敷30～60分钟，3～6天为1个疗程。

主治：乳腺炎。

羊胆红糖膏治乳腺增生方

方法：羊苦胆1个，红糖10克。将羊胆及红糖共捣成膏，摊在纱布上敷患处。每天1次，数天即痊愈。

主治：乳腺增生。症见乳房疼痛、乳腺肿块。

六、更年期失眠

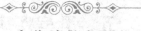

中药外敷方

方法：将吴茱萸、肉桂、朱砂按15：13：1的比例混匀研成粉，以适量食醋拌匀，制成直径1.2厘米、厚0.3厘米的药饼。每晚睡前用温水泡脚15～20分钟后擦干，将制好的中药饼2枚分别放于3厘米×3厘米大小的胶布上，贴敷于双侧涌泉穴，次晨揭除。10次为1个疗程，连续治疗4个疗程。

主治：妇女更年期失眠症。

儿　科

一、小儿夜啼

牵牛子敷脐方

方法：牵牛子7粒，捣碎，用温水调成糊状，临睡前敷于肚脐上，外用胶布固定。

主治：小儿夜啼。适用于小儿白天饮食、嬉玩正常，入夜睡后开始哭闹，天明前即止，经医院检查无异常发现者。

茯神远志敷涌泉穴方

方法：茯神、远志比例为1∶1，混匀研成细粉，每晚睡前取药粉20克左右用醋调匀，做成饼状，外敷于双足心涌泉穴处，外用胶布固定，次晨取下。每天1次，3天为1个疗程，可连续用2个疗程。

主治：小儿夜啼。症见小儿夜间睡眠不安，哭闹不休，或睡眠时突然惊醒，瞪目坐起，躁动不安，面部表情恐怖，有时叫喊，发作时神志迷糊，呼之不醒，清醒后对夜惊发作情况完全不知，白天精神、饮食正常。

琥珀粉敷脐方

方法：琥珀粉10克，装入2层纱布袋内，封口，临睡前敷于脐部（神阙穴），外用胶布稍加固定，次晨取下即可。

主治：小儿夜啼。

二、小儿鹅口疮

细辛敷涌泉穴方

方法：细辛30克，食醋适量。将细辛研成粉，用食醋适量调为糊状，

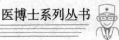
涂敷于双足心涌泉穴处，外用敷料覆盖，以胶布固定。每晚1次，一般3～5天可痊愈。

主治：小儿鹅口疮。适用于小儿口颊、舌边溃烂，红肿热痛，啼哭不止，吮乳困难。

三、小儿口腔溃疡

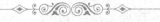

中药敷涌泉穴方

临床应用白鲜皮丁香糊敷足底涌泉穴治疗小儿口腔溃疡取得满意的效果，现介绍如下。

【治疗方法】

白鲜皮30克，丁香18克，地肤子15克，大黄12克，绿豆10克。将上药烘干，共研成细粉，装瓶密封备用。对诊断为口腔溃疡的小儿，首先取药粉12克左右，放于消毒的容器内，用米醋调成糊状备用。找准涌泉穴，用手掌小鱼际肌着力，擦小儿足掌心前的涌泉穴，以按热为度，再涂上调好的白鲜皮丁香糊，厚约4毫米，上盖保鲜膜，用敷料固定药糊。每晚1次，次晨取下，一般连用4～7天即可治愈。总有效率为97.8%。

【体会】

本方能清热解毒、泻心脾积热、生肌止痛，治小儿口腔溃疡疗效好。

在应用白鲜皮丁香糊敷涌泉穴治疗小儿口腔溃疡的同时，一定要保持小儿口腔清洁，注意饮食卫生，餐具应经常消毒，多食新鲜蔬菜和水果，保持大便通畅。

四、痱毒

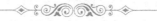

中药外洗方

痱毒为发生痱子后继发感染，多发于小儿头部、前额、颈部及上胸背部。临床用中药外洗治疗患者36例，疗效满意，现介绍如下。

【临床资料】

36例患者中，男22例，女14例；年龄最小6个月，最大1岁半；病程最短5天，最长1个月。症候表现为头部、前额、颈部及上胸背部出现浅表性的针头大、小米大至粟粒大的黄色小脓疱，周围红晕，密集成片，一般不融合，部分溃破有渗液，搔抓不安，汗多，食欲欠佳，睡眠不安，口干渴，舌质红，苔薄白或薄黄，脉数。

【治疗方法】

处方：蒲公英、野菊花、金银花、苦参、地肤子各15克，黄柏、黄芩各10克，大黄5克。

用法：加水煎至三分之一，将药汁倒入盆中，待水温适宜后，反复洗患处。每天2次，每次洗15分钟。

【治疗效果】

1.疗效标准

痊愈：用药当天较安静不哭闹，出汗减少，搔抓明显减少；第2天局部红晕减轻，渗液明显减少，部分脓疱干燥；第3～第4天大部分脓疱干燥结痂、退痂、皮损消。

2.治疗结果

治疗患者36例，均痊愈，其中3～4天痊愈26例，5～7天痊愈10例，总有效率为100%。

【典型病例】

海某，1岁半。头部、前额、肘部、颈部及上胸背部密集小米大小痱子1个月，痱子顶端有脓点，有的已破溃，伴有瘙痒。曾用百多邦（莫匹罗

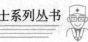
星）、炉甘石洗剂外涂，并口服过抗生素和清热解毒中药，时好时坏。遂用上药外洗3天后症状明显改善，继续用至7天，疾病痊愈。停药1周后症状复发，继续用上药外洗5天后疾病痊愈，观察1个月未见复发。

【体会】

中医古籍《诸病源候论》中载："盛夏之月，人肤腠开，易伤风热，风热毒气，搏于皮肤，则生沸疮。"由此可见，小儿皮肤娇嫩，腠理不密，卫气不固，盛夏时如外感风热之邪，则可致营卫不和，腠理开合失司，湿郁腠理，热蕴肌肤，肌腠不得发泄，则生痱毒。本方中蒲公英、金银花清热解毒，野菊花疏风清热、消肿解毒，苦参清热燥湿，黄柏清热燥湿、泻火解毒，大黄泻实热，黄芩泻实火、除湿热，地肤子清热利湿、祛风止痒，诸药合用，共奏疏风清热、解毒、燥湿止痒之功，治疗痱毒有见效快、疗程短、简便廉验的优点。

五、外感发热

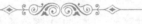

中药外敷方

外感发热是小儿时期的常见病和多发病，尤以婴幼儿期最为多见，在儿科急性感染性疾病中占首位。临床研究采用中药外敷涌泉穴治小儿外感发热取得了较好疗效，现介绍如下。

【临床资料】

共治疗患者40例，其中男28例，女12例；年龄1～3岁24例，4～6岁10例，7～9岁4例，10～12岁2例；临诊体温37.5～38℃9例，38.1～39℃23例，39.1℃以上8例。

【治疗方法】

1.风热型

症见外感发热，舌红苔微黄，脉浮数。

处方：吴茱萸、白僵蚕、柴胡、薄荷、冰片各等量。

2.风寒型

症见外感发热，畏风恶寒，舌淡苔白，脉浮紧。

处方：吴茱萸、白芷、细辛、白僵蚕、冰片各等量。

以上处方用法：各药混匀研粉，以食醋调成药膏，贴敷于患儿双侧涌泉穴处。每天1次，持续贴敷8～12小时，3天为1个疗程。疗程结束后再观察3天。

【治疗效果】

1.疗效标准

痊愈：体温恢复正常，观察3天不再回升，咽部不充血，咳嗽、流涕等症状消失。有效：体温恢复正常，观察3天不再回升，咽部充血减轻，咳嗽、流涕等症状缓解。无效：体温未恢复正常，或停药3天体温再回升，咽部充血，咳嗽、流涕等症状无改善或加剧。

2.治疗结果

治疗患者40例，痊愈25例，有效10例，无效5例，总有效率为87.5%。

【体会】

本病一年四季均可发病，以发热恶寒、咳嗽、打喷嚏、流涕为主要临床表现，其致病源90%以上是病毒，目前尚无有效、安全的抗病毒药物。临床医学证据显示，退热剂只是减轻小儿因高热引起的不适及家长对高热的紧张和恐惧情绪，并不能缩短发热病程。中药外治贴敷涌泉穴，简便易行，治疗婴幼儿外感发热前景广阔，特别适用于基层推广。

六、咳嗽

中药穴位贴敷方

临床采用中药穴位贴敷治疗小儿咳嗽疗效好，现介绍如下。

【治疗方法】

1.风热咳嗽

症见咳嗽痰黏稠，有痰不易咯出，鼻流浊涕，发热，头痛，口渴，咽痛，恶风微汗，舌红苔薄黄，脉浮数，或指纹浮紫等。

处方：生石膏30克，大青叶15克，白僵蚕、百部、杏仁、金银花、连翘、山栀子各10克，蝉蜕、射干、紫菀各6克，麻黄、细辛各3克。

选穴：天突、大椎、膻中。咳嗽气促明显或有喘咳者，加肺俞、定喘。

用法：上药混匀研粉，用适量的开水或姜汁调和成饼状贴敷于穴位处，用胶布固定。每天1次，3天为1疗程。

注意：本方适用于1～12岁小儿，贴敷时间一般6～8小时，较小婴幼儿3～6小时；贴敷处不能沾水；胶布不能过紧，以免影响血液循环；皮肤过敏者慎用，破损者禁用。

病例：孙某，女，1.5岁。3天前开始无明显诱因出现咳嗽，服感冒药后病情无好转。咳嗽有痰，精神稍差，无发热，舌质淡红，苔微黄，指纹浮紫。查体温36.6℃，咽部充血。中医辨证属风热咳嗽。治宜祛风清热止咳，解毒利咽。取上方贴敷于天突、大椎、膻中穴，贴敷时间为每天4～5小时。治疗期间禁食生冷、油腻、海鲜等食物，控制活动量，少出汗，少洗澡，注意保暖。贴敷治疗3次后症状消失。

2.痰热咳嗽

症见咳嗽痰多而黄，黏稠难咳，或有发热，烦躁，便干，舌质红，苔黄厚或腻，脉滑数等。

处方：生石膏30克，百部、苏子、杏仁、山栀子、葶苈子各10克，射干、紫菀、胆南星、法半夏各6克，细辛3克。

选穴：天突、大椎、膻中、肺俞。咳嗽气促明显者加定喘。

用法：穴位贴敷的操作方法及注意事项同风热咳嗽。每天1次，3天为1个疗程。

病例：吴某，男，5岁。4天前不慎感受风寒，鼻流清涕，当晚发热、咳嗽，服感冒药治疗后咳嗽加重。咳嗽痰多而黄，可闻及喉间痰鸣，发热，大便较干且每天1次，小便黄，舌质红，苔黄腻，脉滑数。查体温

37.7℃，咽部充血，双侧扁桃体Ⅰ度肿大，双肺呼吸音稍粗。中医辨证属痰热咳嗽。治宜清肺化痰止咳。取上方贴敷于天突、大椎、膻中、肺俞等穴位，每天6小时。其他注意事项及护理同风热咳嗽。穴位贴敷3次后症状消失。

【体会】

穴位贴敷疗法集针灸、药物作用于一体。大椎穴为督脉穴，亦为手足三阳经所交会之穴，有疏风解表的作用。天突穴为任脉与阴维脉之会穴，有宣通肺气、止咳平喘的功效。膻中穴是任脉、足太阴脾经、足少阴肾经、手太阳小肠经、手少阳三焦经的交会穴，也是宗气聚会之处，具有宽胸理气、清肺止喘等功效。肺俞穴具有调补肺气、补虚清热的功效，主治呼吸系统疾病及与气有关的疾病。定喘穴为止咳平喘要穴。药物通过皮肤吸收和对穴位刺激，沿经络循行传导，放大、增益药效，直达病所，消除致病因素，达到治疗目的。小儿肌腠疏薄，贴敷疗法可使药物更易通过皮肤吸收和渗透而发挥作用，治疗效果满意。

七、泄泻

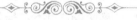

列当水泡脚方

小儿泄泻，是2岁以下小儿常见的胃肠疾病，四季均发，夏秋季发病较多，以大便次数多、便下稀薄、水样便为特点，古籍中有"濡泻""洞泻"等名称。治疗本病西医多用消化酶，或根据病情用抗生素，脱水者补充液体。中医多用推拿法，口服补脾健胃药。因为小儿用药不配合，疗效欠佳，给患儿及家属带来不必要的痛苦和经济负担。临床用中药列当煮水泡脚治小儿泄泻疗效满意，现介绍如下。

【临床资料】

共治疗患者7例，其中男3例，女4例；年龄6～18个月；病程最短5天，最长15天。初诊前，患儿多数口服消化酶和小儿成药，少数用过抗生素，脱水者补充液体。

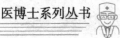
【治疗方法】

列当50克，加水5升，煮沸20分钟后，待水温降至35～40℃，以不烫手为度（注意防止烫伤），将患儿双脚泡在水里并用湿毛巾包裹。每次20～30分钟，早晚各1次。

【治疗结果】

1.疗效标准

痊愈：临床症状、体征消失，各项化验指标正常。好转：临床症状、体征减轻，化验指标接近正常。无效：临床症状、体征和化验指标无改变。

2.治疗结果

本组7例患儿均痊愈，无不良反应，快者3～5天痊愈，慢者1周痊愈，脱水者口服液体。

【典型病例】

荆某，18个月，患病2周。患儿母亲代述，患儿腹泻2周，大便水样，完谷不化，每天泻4～5次，喜按，哭闹无常，声音嘶哑，精神萎靡，不思饮食，少尿。舌诊：舌体瘦小，舌质淡，苔淡白，少津。望诊：口唇干燥，两眼凹陷，皮肤弹性降低。予上方泡脚治疗，同时补充液体。第2天泄泻减少，尿量增加，第4天大便变稠，第6天基本正常，为巩固疗效继续用药2次。

【体会】

小儿泄泻，中医古籍中名称繁多，含意不同，如《丹台医案》载，"泄者如水泄也"，势犹舒缓，泻者势以直下微有不同，而其病则统称"泄泻"。病因不外感受外邪，内伤乳食，小儿脾胃虚弱，脾胃阳虚等引起。

列当，又名草苁蓉、兔拐棍，性温，归肾、大肠经，补肾壮阳，强筋骨，润肠。主治肾虚阳痿、遗精、宫冷不孕、小儿佝偻病、腰膝冷痛、筋骨软弱，外用治小儿肠炎泄泻等。本方简单经济，无不良反应。

八、尿频

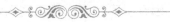

生姜泥敷脐方

方法：将生姜切末，包于纱布中蒸熟成姜泥，冷却至40～45℃。将生姜泥敷于脐部及关元穴处，约15分钟后去除。每天1次，5天为1个疗程。

主治：小儿尿频。

九、顽固性盗汗

中药敷脐方

临床运用七味中药粉敷脐治小儿顽固性盗汗，取得较满意的疗效，现介绍如下。

【临床资料】

共治疗患者36例；年龄最小4个月，最大10岁；病程最短的1个月，最长1年余。

【治疗方法】

处方：黄芪60克，党参、五倍子、赤石脂、煅龙骨、煅牡蛎各50克，白术30克，朱砂6克。

用法：上药混匀共研成粉，装瓶备用。4个月至1岁者每次用6～10克，1～5岁者每次用15克，5岁以上者每次用20克。用凉开水或食醋将药粉调成稀糊状，每晚睡前敷药于肚脐，覆盖纱布块，用绷带固定，次晨揭去。3～5天为1个疗程。

【治疗效果】

治疗患者36例，均痊愈，其中1个疗程治愈16例，2个疗程治愈12例，3个疗程治愈8例。随访1年内均未见复发，小儿体健发育良好。

【典型病例】

患儿李某，男，3岁。出生后6个月出现睡后盗汗，醒后汗止，家长未重视，1岁后盗汗逐渐加重，久而不止，睡后一直盗汗，醒后汗浸透枕头和衣服，心烦惊惕，经用阿托品、止盗汗片等未见好转，用本方进行敷脐治疗2个疗程后痊愈。

【体会】

小儿汗证，一般有自汗、盗汗之分，其盗汗多为阴虚，自汗多为阳虚。《景岳全书·汗症》云："自汗盗汗，亦各有阴阳之证，不得谓自汗必属阳虚，盗汗必属阴虚也。"但临床上常自汗、盗汗并见，又自汗属气虚阳虚，盗汗属血虚阴虚，但不可拘泥不变，总以辨证为主。因表虚不固者，治以益气固表；因营卫不和者，治以调和营卫；因气阴虚弱者，治以益气养阴。《张氏医通·汗》云："盗汗……盖平人脉虚弱微细，是卫气不能鼓其脉气于外，所以不能约束津液。当卫气行阴，目瞑之时，血气无以固其腠理开则汗；醒则行阳之气复散于表，则汗止矣。"《医宗必读·汗》云："心之所藏，在内者为血，在外者为汗。汗者，心之液也。而肾主五液，故汗证未有不由心肾虚而得者。心阳虚不能卫外而为固，则外伤而自汗；肾阴衰不能内营而退藏，则内伤而盗汗。"本方中党参、黄芪补气，配白术健脾益气固表以止盗汗；五倍子、赤石脂性涩收敛止汗；煅龙骨、煅牡蛎敛汗固表潜阳；朱砂引药入心，乃汗为心之液，各药配合，实为治本之法。本方无副作用，具有较强的收敛功效和抑制汗腺非正常分泌作用，应用方便，适于基层医疗机构使用。

十、小儿厌食

中药敷脐方

方法：肉桂、干姜、丁香、白术、白芍、当归、麦芽各等量。上药混匀研成粉，用芝麻油调成膏状，将适量药膏敷于脐部（治疗前用温水洗净），外用胶布固定。每天换药1次，1个月为1个疗程。

主治：小儿厌食。

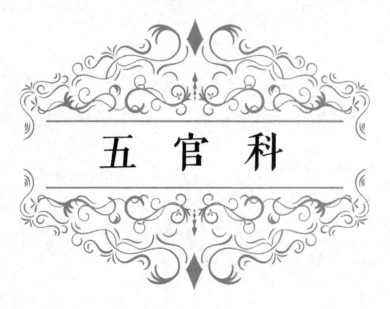

五官科

一、干眼症

中药内服外熏方

干眼症是眼科常见的眼部疾病之一。本病发病率逐年上升，调查显示其在65～84岁的人群中发病率为14.6%，而且发病人群有年轻化倾向。目前本病治疗手段繁多而杂，但疗效均不明显，严重者长期用人工泪液维持。临床采用中药内服联合熏蒸外治干眼症取得了较好的疗效，现介绍如下。

【临床资料】

门诊患者60例，其中男12例，女48例；年龄24～65岁；无全身免疫性疾病；60例患者均出现3种以上自觉不适症状，其中有干涩感58例，视疲劳55例，有异物感52例，畏光感38例，眼红35例。

【治疗方法】

1.内服方

处方：党参、麦冬、天冬、黄芪、生地各10克，五味子、天花粉、薄荷（后下）、玄参各8克。

用法：水煎分3次服，每天1剂。

2.熏洗方

处方：白菊花、枸杞子、麦冬、玄参、生地各10克。

用法：上药以沸水冲泡，待热度适宜时，熏蒸双眼。每天2次，每次30分钟，14天为1个疗程，治疗2个疗程。

【治疗效果】

治疗后眼干涩感得到改善者占76%，视疲劳改善者占40%，异物感改善者占53.9%。研究证明，本疗法对改善干眼症症状有一定疗效。

【体会】

中医称干眼症为"白涩症"，属"燥证"范畴。"肝开窍于目"，"五脏化液"，肝为泪，故目因泪液濡润而明。当肝阴充足、肝气条达时泪液分泌正常，黑睛白睛晶莹润泽。若肝肾阴虚，虚火上炎，津液亏损，

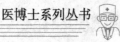

或郁热化火，上攻于目，灼津耗液，泪液减少，则出现干眼症一系列症状。因此，对本病的治疗应抓住肝肾阴虚的特点，以滋养肝肾、生津润燥为法，取得了较好的疗效。这体现了中医治病求本的原则，与常规单纯对症治疗相比，用口服中药在改善症状进而达到治本方面显示出优势。同时药物熏蒸能起到畅通经络、调和气血的作用，能更快地促进局部血液循环，迅速提高眼部的新陈代谢和分泌功能。

中药汤冷敷方

方法：白菊花、黄菊花、青葙子、决明子各30克。上药冷水浸泡半小时，大火煮沸后小火再煎半小时，待药液变凉后冷敷双眼10分钟。每天1次。

主治：眼睛干涩，视物不清。症见头晕，口干舌燥，双目干涩，腰膝酸软，舌红少苔，脉细数，中医辨证属肝肾阴虚者。

中药熏蒸方

治疗白内障的首选手术方式是白内障超声乳化术，具有切口小、组织损伤少等优点，但部分患者在术后出现异物感、烧灼感等干眼症状，严重影响患者的生活质量。干眼症是指任何原因造成的泪液质或量异常或动力学异常，伴有眼部不适和（或）眼表组织病变特征的多种疾病的总称，其主要临床表现为眼部干涩和异物感等，且该病目前无有效根治的方法。研究表明，中药治疗干眼症的疗效较为显著，现介绍如下。

【临床资料】

共治疗患者41例，其中男21例，女20例；年龄56～82岁。

【治疗方法】

处方：密蒙花20克，黄柏15克，枸杞子、白菊花、生地、薄荷各10克。

用法：上药加水煎煮后倒入广口保温瓶中，以药的热气熏蒸眼部。每天熏蒸1次，每次15分钟，1个月为1个疗程。

【治疗效果】

1.疗效标准

参照国家中医药管理局颁发的《中医病证诊断疗效标准》拟定。痊愈：眼部干涩、异物感等症状基本消失。显效：症状明显改善。有效：症状有所改善。无效：症状无明显改善。

2.治疗结果

41例患者治疗1个月后，显效9例，有效29例，无效3例，总有效率为92.7%。

【体会】

干眼症病机以肝肾阴虚为主，如肝失调和、肾气亏虚，则致眼干。研究表明，中药熏蒸治疗白内障术后干眼并发症的疗效显著，其机理可能是中药通过蒸煮至沸腾产生蒸气熏蒸眼部而达到治病的目的。本方由中药组成，意在取其清扬发散之性，能够达到祛风、解毒、退翳的效果。此外，现代医学还认为中药熏蒸疗法能有效延长泪膜破裂时间，增加泪液分泌量，改善角膜染色，具有促进血液循环的作用。本方中生地有清热生津的作用；密蒙花凉血、润肝、明目；枸杞子、白菊花、薄荷滋养肝肾，兼以清热，改善肝肾阴虚症状。

二、泪囊炎

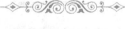

中药粉点目方

方法：海螵蛸1.5克，冰片0.8克，炉甘石3克。将上药共研成粉，取适量点泪窍处，每天3次。使用前应清洁双手，做好眼部消毒，避免交叉感染。嘱患者饮食以清淡为主，忌食辛辣食物。

主治：泪囊炎。症见眼睛红肿疼痛、流泪等。

三、睑腺炎

中药粉敷足方

方法：吴茱萸20克，黄连10克。上药混匀共研成粉，用适量米醋调为糊状，外敷于双足心涌泉穴处。晚上睡前贴，次晨取下，一般用药4天后红肿消失，7周后硬结消失。

主治：睑腺炎。

四、急性眼结膜炎

中药敷涌泉穴方

方法：黄连、蓖麻子各10克，鸡蛋清适量。将黄连、蓖麻子混匀共研成粉，用鸡蛋清调为糊状，敷于双足心涌泉穴处，外用敷料覆盖，以胶布固定。每天换药1次，连续用药4～5天。

主治：急性眼结膜炎。

五、眼皮跳

白酒外治方

眼皮跳轻者偶然或短暂发作，不治自愈；重者发作频繁，一天或数天不愈，异常痛苦，则需就医治疗。本病主要临床表现为眼肌不自主痉挛，精神紧张时加重，伴眼睑疲乏、酸困不适、头晕或双目干涩等。临床采用白酒点燃热搓治疗眼皮跳50例，疗效较佳，现介绍如下。

【临床资料】

50例患者中，男21例，女29例；年龄10～58岁，平均26岁；病程1～7天；单侧发病35例，双侧发病15例；发病于冬春季34例，夏季5例，秋季11例。

【治疗方法】

将适量高度白酒倒入盘中至薄薄一层约覆盖盘底，用火点燃，迅即用手蘸正在燃烧的白酒少量，揉搓患侧眼睑、眼眶及太阳穴、前额部。反复蘸酒揉搓，持续10～15分钟，每天1次。治疗后头面部宜避风寒。晚上睡觉前治疗，可避免面部受风，效果更佳。

【治疗效果】

1.疗效标准

治愈：眼皮跳完全消失，无眼睑疲乏、酸困不适、头晕或双目干涩等。好转：眼皮跳次数减少，可有眼睑疲乏、酸困不适、头晕或双目干涩等。无效：症状无改善。

2.治疗结果

治疗患者50例，1次治愈36例，好转12例；2～3次治愈12例，无效2例，总有效率为96%。

六、鹅口疮

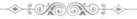

中药饼敷脐方

方法：细辛3克，研成粉，加适量面粉，用温水调成直径3～4厘米、厚0.5厘米的黏稠饼状，敷于脐部，盖以塑料薄膜，外用胶布固定。早晚各换药1次，一般3天见效。

主治：鹅口疮。症见患儿口腔黏膜出现乳白色、微高起斑膜，形似奶块，无痛感，擦去斑膜后，可见下方不出血的红色创面，也可出现在舌、颊、腭或唇内黏膜上，伴见疼痛、流涎、拒食等症状。

七、口腔溃疡

自制含漱液方

临床采用七味中药自制含漱液治疗口腔溃疡，经临床观察，效果满意，现介绍如下。

【临床资料】

选择医院口腔门诊的口腔溃疡患者176例，其中男80例，女96例；年龄17～70岁；复发性口疮82例，创伤性溃疡64例，疱疹性口炎30例。

【治疗方法】

处方：苦参50克，黄芩、知母、细辛、花椒、玄参、桔梗各9克。

用法：上药加适量水煎煮，滤液放凉，装入瓶中备用。每次10毫升，含漱1分钟，每天3次，7天为1个疗程。

【治疗效果】

1.疗效标准

治愈：用药1个疗程，自觉症状消失，溃疡面愈合。有效：用药1个疗程，自觉症状消失，溃疡面缩小，未完全愈合。无效：用药1个疗程，自觉症状减轻，溃疡无明显变化。

2.治疗结果

总有效率为97.2%。

【典型病例】

林某，女，60岁。因患口疮2天来就诊。过去2个月或1个月间断复发，曾用口腔溃疡膜、养阴生肌散、维生素B$_2$，效果均不佳。检查显示舌边缘、颊黏膜多处散在性溃疡；疼痛剧烈，影响进食；两侧颌下淋巴结触痛。诊断：复发性口疮。用中药含漱液含漱，7天后复查，溃疡面愈合，疼痛消失，淋巴结正常。随访半年无复发。

【体会】

口腔溃疡以黏膜病损、充血和疼痛为特征，患者常因疼痛而就诊，使用本方含漱后很快止痛，并逐渐减轻黏膜的水肿和充血，促进溃疡的愈合。本方中苦参、玄参、黄芩、知母具有清热、解毒作用；苦参、花椒、知母、黄芩能抑制金黄色葡萄球菌、溶血性链球菌、变形杆菌及真菌；细辛具有局部麻醉、解热镇痛作用，能对抗炎症反应，消除水肿，减少渗出，促进溃疡面愈合；桔梗具有抗炎作用，其水提取物可增强吞噬细胞的吞噬功能，增强粒细胞的杀菌力；花椒也具有局部麻醉作用，消除疼痛，抑制炎症反应。经临床长期使用，未发现牙齿色素沉着及其他不良反应，且价格便宜，药源丰富，值得临床推广。

中药漱口方

方法：黄芪26克，紫草13克，红花12克。上药加水500毫升，煎至400毫升，去药渣，药汁装瓶备用。每天多次含漱，含漱时间要尽量长，后仰头漱口吐掉。含药半小时内不饮水。

主治：口腔溃疡。

中药糊敷脐方

方法：细辛10克，研成细粉，加水和少量甘油调匀成糊状。脐部洗净后将药糊敷于脐部，外用胶布固定。一般敷2天疼痛减轻，3天内溃疡愈合。

主治：口腔溃疡。

蒙脱石散外治方

方法：将蒙脱石散用少量蜂蜜调成糊状，分别于早、中、晚及临睡前，清洁口腔后用棉签蘸少许药糊涂于患处。涂药后8分钟内勿饮水或进食。疗程为2~3天。

主治：口腔溃疡。治疗期间多吃新鲜蔬菜、水果，少吃辛辣、刺激性食物，适当补充维生素。注意口腔卫生。

中药含漱方

方法：生地、沙参各20克，麦冬、苦参各15克，玄参10克，黄连5克。上药加水500毫升，煎至200毫升，装保温瓶备用。每次取药液50毫升，每天晨起、午餐后、晚上入睡前各1次，含漱3～5分钟，含漱时头稍向后仰，同时要鼓腮、鼓唇，使药液与口腔各部位充分接触。1周为1个疗程，连续治疗3个疗程。

主治：口腔溃疡。

中药粉敷足方

方法：大黄40克，吴茱萸30克，胡黄连、天南星各20克。将上药混匀共研成粉，装瓶备用。治疗时取药粉20克，加适量食醋调成稀糊状，睡前敷于双足心涌泉穴处，外用敷料覆盖，以胶布固定，次晨去除。5天为1个疗程，连续治疗1～2个疗程。

主治：复发性口腔溃疡。

八、慢性咽炎

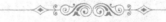

五味中药穴位贴敷方

慢性咽炎是耳鼻喉科的常见病、多发病，具有反复发作、缠绵难愈等特点。慢性咽炎为咽部黏膜、黏膜下及淋巴组织的慢性炎症，主要症状有咽干、咽部不适、异物感、咽痒、咽部疼痛等，部分患者可出现晨起刺激性咳嗽。中医药对本病的治疗有独特的优势，临床采用穴位贴敷疗法治疗慢性咽炎疗效满意，现介绍如下。

【临床资料】

治疗慢性咽炎患者60例，其中男32例，女28例；年龄最小3岁，最大13岁；病程最短2个月，最长1年。

【治疗方法】

处方：青黛、冰片、射干、木蝴蝶、重楼各20克。

用法：将上药混匀研成细粉，使用时以醋调成糊状，放于敷料上摊成约铜钱大小，贴敷于天突、大椎穴，还可以选廉泉、扶突、涌泉、风池及阿是等穴位。每天1次，每次2～4小时，连续贴敷4周。

注意：贴敷期间忌食辛辣刺激及寒凉之品，忌食海腥发物及肥甘厚腻的食物，避免吹空调风、穿风，避免过度劳累及感冒，适时增减衣物，适当锻炼，增强体质。还可配合饮用罗汉果茶，将罗汉果切碎，用沸水冲泡10分钟后不拘时饮服，每天1～2次。

【治疗效果】

1. 疗效标准

痊愈：症状和体征完全消失。显效：症状基本消失，体征明显减轻。有效：症状和体征均减轻。无效：症状时有减轻，但很快复发如前，体征无改变。

2. 治疗结果

治疗患者60例，痊愈18例，显效31例，有效9例，无效2例，总有效率为96.7%。

【典型病例】

患儿，女，7岁。症见咽干，咽部不适，有异物感，时有咽部疼痛，晨起刺激性咳嗽，干咳无痰，声音嘶哑，饮食无障碍。受凉、疲劳或多言后症状加重。咽部检查：咽部暗红，充血，舌红苔白少津，脉缓濡。曾用华素片、草珊瑚含片、西瓜霜含片、慢炎舒宁等多种药物，效果欠佳。诊断：慢性咽炎。用上方治疗4周后，症状基本消失，体征明显减轻。嘱患儿治疗期间注意调护，避免辛辣刺激及寒凉之品，注意保暖，预防感冒，注意休息，避免劳累。

【体会】

慢性咽炎临床可分为肺肾阴虚、风热犯肺、肝经郁热、痰湿上壅、气血瘀阻等类型，其基本病机在于阴津亏少无以濡养咽喉。本方可滋补肺肾

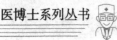
之阴、宣降肺气、化痰利咽等，综合治疗，标本兼治，使慢性咽炎症状得到缓解，体征逐渐减轻甚至消失，故不失为治疗慢性咽炎的一个良方。在治疗的同时要注意饮食，居室要寒暖适宜，空气清新。注意劳逸结合，忌用声不当和用声过度，不要长时间持续演讲或演唱。保持情绪稳定，多阅读，以涵养性情，对治疗要有信心、恒心和决心，以期尽早治愈。

两味中药穴位贴敷方

方法：白芥子30克，细辛12克。上药混匀研成粉，用红霉素软膏调匀后贴敷于双侧足三里、定喘及膻中穴，外用胶布固定，感觉发热即可揭下。每天1次。

主治：慢性咽炎。

连萸粉敷足方

方法：黄连3份，吴茱萸2份。将两者混匀研成细粉，贮瓶备用。治疗时取药粉适量，加米醋调成膏状，于晚上入睡前贴敷于双足心涌泉穴，外用油纸覆盖，以胶布固定，次晨取去。每天1次，3次为1个疗程。

主治：咽喉肿痛。

九、急性扁桃体炎

大黄粉外敷方

方法：大黄20～30克，食醋适量。将大黄炒黄，研成粉后装瓶备用。每次取药粉适量，用食醋适量调为糊状，摊于白布或绷带上，贴敷于足心涌泉穴（男左女右），包扎8小时。每天1次，连用5～7天。

主治：急性扁桃体炎。症见扁桃体红肿疼痛，舌红苔黄，脉数。

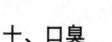

十、口臭

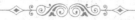

四味中药液含漱方

方法：薄荷、荷叶、佩兰、茶叶各适量。上药用沸水冲泡放凉后，口腔含漱，每天数次。

主治：口臭。

五味中药液含漱方

方法：沉香、丁香、藁本、升麻、细辛各5克。水煎取汁，每天餐后漱口，连用5～7天。2～3天后口臭减轻，4～7天可清除口臭。

主治：口臭。

中药水漱口方

中医认为，脏腑积热是口臭的主要原因，患者患口臭的同时，常会伴有口渴、口干、牙龈红肿、便秘等症状。治疗以清热泻火为主，选用相应药物汤剂漱口，疗效可令人满意。

1.芦根甘草水

芦根、甘草各10克。上药用200～300毫升沸水冲泡，焖15～20分钟，用以漱口即可。方中芦根味甘性寒，能清热生津，夏天代茶饮还能清除暑热。

2.石膏甘草水

生石膏100克，甘草10克。上药加清水2000毫升，置砂锅内水煎，待冷后漱口，每天数次。方中生石膏味辛性寒，能清热泻火、除烦止渴。

3.藿香佩兰水

藿香、佩兰、金银花、甘草各10克。煎水漱口，每天数次。方中金银花味甘性寒，气味芳香而药体轻扬，能清热解毒；藿香、佩兰芳香化浊；甘草口味甘甜，能清热解毒、调和药性。本方还能治胃热打嗝。

4.薄荷黄连水

鲜薄荷叶50克，黄连5克。先将黄连置锅内，加水煎至150毫升，然后加入鲜薄荷叶煎煮5分钟，去渣留液待冷后漱口，每天数次。方中薄荷味辛性凉，能疏风散热、辟秽解毒；黄连味苦性寒，能清热燥湿、泻火解毒。

5.厚朴水

厚朴10克。加水500毫升，大火煮沸7～8分钟后，去药渣取汁，放于干净瓶中备用。每天用厚朴水漱口3～5次，每次含2～3分钟后吐出即可。方中厚朴味辛、苦，性温，有燥湿、行气、消痰、除臭的功效。

此外，平时饮食宜清淡，保持口腔清洁卫生，做到早晚科学刷牙。

十一、牙龈炎

单味鲜薄荷外治方

牙龈炎是一种常见的口腔疾病，多因口腔不洁或牙石、牙垢刺激，或食物嵌塞等发生炎性反应，主要是口腔细菌及其毒性产物引发的牙龈组织的慢性非特异性炎症。中医将其与牙周炎等牙周组织病归属于"牙宣"范畴。临床采用单味鲜薄荷治疗牙龈炎取得满意疗效，现介绍如下。

【临床资料】

41例患者均来自门诊，其中男35例，女6例；年龄14～65岁；病程最短2天，最长半年余；慢性龈炎26例，急性坏死性龈炎10例，龈乳头炎2例，青春期龈炎3例。

风热牙痛26例：症见牙齿胀痛，患处得凉则痛减，受热或食辛辣之物则痛增，牙龈肿胀，不能咀嚼食物，全身或有发热，恶寒，口渴，舌尖红，苔白干，脉浮数。

胃火牙痛（胃火炽盛）10例：症见牙齿疼痛剧烈，牙龈红肿较甚，或出脓渗血，肿连腮颊，头痛，口渴引饮，口气臭秽，大便秘结，舌红，苔黄，脉洪数。

虚火牙痛（肾阴亏虚）5例：症见牙齿隐隐作痛或微痛，牙龈微红肿，久则龈肉萎缩，牙齿松动，咬物无力，午后疼痛加重，可兼见腰酸痛，头晕眼花，口干不欲饮，舌质红嫩，少苔，脉细数。

【治疗方法】

取鲜薄荷适量，洗净用手揉搓成泥状，敷压于牙龈红肿处，令口衔之；肿连腮颊者，并涂敷于腮颊处。每20～30分钟换药1次，每天数次。无鲜薄荷者，亦可用薄荷干品，揉碎敷压于患处，以酒衔之，但疗效比鲜品稍逊。

【治疗效果】

1.疗效标准

治愈：症状消失，牙龈红肿消退。有效：症状和体征部分消失或减轻。无效：症状和体征无明显变化。

2.治疗结果

治疗患者41例，治愈38例，有效3例，治愈率为92.7%，总有效率为100%。

本方对中医分型属风热牙痛者疗效佳，属胃火牙痛者效果明显，属肾阴亏虚者疗效次之。

【体会】

目前，治疗牙龈炎的方法有很多，西医多以洁治术祛除病因治疗，严重者常常配合局部药物。一般中医治疗多以疏风清热、清胃泻火、滋肾阴清胃热为法，但其疗效缓和，疗程长，医疗成本偏高，用药亦不甚方便。薄荷味辛性凉，气味芳香，质轻上浮，疏泄清利，多用于风热上攻所致的头痛、目赤、咽喉肿痛等。现代研究表明，其主要有效成分为薄荷素油（薄荷油）、薄荷脑等，可使皮肤或黏膜产生清凉感，以减轻不适感及疼痛。薄荷通经络，消肿痛，能通经镇痛疏瘀滞。揉碎使用是为了便于薄荷释放有效成分，充分发挥其疗效。研究证明以薄荷治牙龈炎，取得了很好的疗效，而且操作简便，值得推广。

十二、牙痛

中药白酒浸液含漱方

牙痛是临床常见疾病，研究采用三味中药自制漱口液治牙痛，疗效良好，现介绍如下。

【临床资料】

38例均为门诊患者，其中男26例，女12例；年龄20～58岁；病程3天至32年；牙龈炎22例，牙周炎16例。

【治疗方法】

处方：花椒20克，白芍15克，甘草10克。

用法：将上药放入酒精含量在50%以上的白酒中浸泡48小时后备用。牙痛时喝一口（5毫升左右）含漱，5～10分钟后吐出。如牙痛剧烈效果差时，可间歇（相隔2～4小时）漱口。忌食辛辣刺激性食物。

【治疗效果】

1.疗效标准

痊愈：疼痛消失，饮食正常。有效：疼痛明显改善，饮食部分受限。无效：疼痛无改善，饮食受限。

2.治疗结果

治疗患者38例，痊愈37例，有效1例，治愈率为97.4%，总有效率为100%。对牙龈炎、牙周炎所致的牙痛一般漱口1～2次疼痛即止，对个别牙痛剧烈者漱口次数和时间要相应增加，一般在3次以上。对牙痛复发者再次或多次使用本方，疗效依然良好。不良反应：漱口时及漱口后10分钟内口中有灼热麻木感，一般在10分钟后消失。

【典型病例】

朱某，男，58岁。反复牙痛30多年，多家医院诊断为牙龈炎，曾先后服用多种抗生素、止痛药治疗，大多是短期有效，过段时间后牙痛迁延，疼痛难忍，疗效不佳。后经用上方自制漱口液含漱约10分钟后疼痛即止，半月后因吃辣椒"上火"又引起牙痛，随即用中药漱口液再次漱口，牙痛消失，至今未再复发。

【体会】

中医古籍记载："花椒味辛、温，主治风邪气，温中，除寒痹，坚齿明目。"现代研究证明，花椒有麻醉作用，当花椒浓度达20%时，其麻醉效果可与麻醉药如普鲁卡因相近。这已在此次临床观察中得到了证实。花椒还含有挥发油，对6种以上细菌、11种以上真菌都有较好的抑菌、杀菌作用，对牙龈炎、牙周炎类的感染可起到治本的作用。白芍味酸苦、性微寒，有养血荣筋、缓急止痛、柔肝安脾等作用，是通肝经之要药；白芍含芍药苷、鞣脂酸，对于各种病毒、细菌有明显的抑制作用；白芍对中枢神经有抑制作用及镇静镇痛作用。甘草味甘性平，有补脾、清热、解毒、缓急、调和百药之功；据报道甘草有解痉镇痛作用及类固醇激素样作用，可以抗炎、抗过敏。白酒味辛性热，有舒筋活络、散寒止痛等作用，且可杀菌消毒；白酒中含有乙醇，以其浸泡药物，能使有效成分融入酒中而更大限度地发挥作用，且白酒浸泡液制作方便，便于保存。全方组合共奏祛风除痹、养血通络、清热解毒、坚齿止痛之功。本方具有现代药理学依据，经临床验证，用于牙龈炎、牙周炎所致的疼痛疗效好，物美价廉，应用前景广阔，值得推广。

韭菜子烟熏方

韭菜子常用来温补肝肾，壮阳固精，一般用于内服。临床外用治牙痛，屡试必验，现介绍如下。

【临床资料】

共治疗牙痛患者65例，其中男48例，女17例；年龄23～72岁；病程1～5天。

【治疗方法】

取韭菜子5克，置于瓦片上，滴芝麻油少许，置炭火上加热至冒烟，其上罩一喇叭状纸筒，大口罩住瓦片，使烟雾尽收其中，小口端置于牙痛患

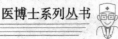
处，用烟熏5分钟即可，片刻奏效。注意瓦片温度不能过高。

【治疗效果】

65例患者经治疗全部获效，后随访复发5例。

【典型病例】

冯某，男，48岁。牙痛，疼痛难忍，曾服用甲硝唑等药，配以牙痛一粒灵治疗，牙痛未缓解。遂改用韭菜子烟熏治疗，15分钟后牙痛缓解，1天后痊愈。随访曾复发1次，再用上法而愈。

【体会】

临床导致牙痛的原因很多，运用一般药物治疗很难在患处达到有效的血药浓度，故效果不佳。韭菜子中含生物碱和皂苷，其中大蒜素是有效成分，具有抗菌、消炎、止痛的作用。采用上法治疗，能使药物直接作用于患处，故能起到快速的治疗作用，且无任何副作用。

中药粉外敷方

方法：炒补骨脂30克，制乳香6克。上药混匀研成细粉，取药粉适量以布包塞牙洞，每天3～5次，1周后疼痛消失。

主治：龋齿牙痛。症见牙齿酸痛，上连头脑，时作时止，遇冷热刺激则疼痛加剧。

海桐皮水含漱方

方法：海桐皮30克，加沸水200毫升，浸泡15分钟，待放至温热时含漱；或用海桐皮30克，加水200毫升，水煎10分钟，待放至温热时取150毫升药液含漱5～10分钟即可。一般1～2次即痊愈。

主治：牙痛。

中药糊含漱方

方法：五灵脂、白薇各15克，细辛、骨碎补各3克。上药混匀研成粉。

先用温水含漱清洁口腔，然后用沸水将5克药粉调成稀糊状，待凉后含漱约3分钟，每天3次。

主治：牙痛。症见牙痛口臭，舌红苔黄腻，脉滑数，中医辨证属湿热者。

十三、鼻炎

中药芝麻油外治方

过敏性鼻炎是人体对某些变应原敏感性增高，而表现以鼻黏膜病变为主的一种异常反应。主要表现为突发性鼻痒、打喷嚏、鼻塞、流涕，常规用抗组胺类药物只能治标，不能治本，且用药后嗜睡，影响工作、生活。临床以鹅不食草外用、苍耳子内服治疗过敏性鼻炎，取得良好的疗效，现介绍如下。

【临床资料】

共治疗患者36例，其中男19例，女17例；年龄21～49岁；病程最短1年，最长30年。

【治疗方法】

鹅不食草20克，芝麻油100毫升。将鹅不食草用芝麻油浸泡3天以上，用药油外涂鼻腔。另取苍耳子10克，水煎2次，每次30分钟，去渣取液混合后分2次服，每天1剂；或将苍耳子研成粉，用沸水冲服，每次5克，每天2次。每周服5天，1个月为1个疗程，共用6个疗程。外用方可延长至12个疗程。

【治疗效果】

1.*疗效标准*

治愈：治疗后1年无复发。有效：治疗后1个月无复发且以后发作明显减少。

2.*治疗结果*

治疗患者36例，治愈25例，有效11例，总有效率为100%。有的用药仅

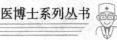

半个月即见效，治愈无复发者随访时间最长5年。

【体会】

本组治疗所用均为中药制剂。鹅不食草具有发散风寒、通鼻窍等作用，还具有抗变态反应活性，因其味苦、微辛，故外用鼻腔有刺激感，出现打喷嚏、流涕症状，但不影响疗效。苍耳子具有散风寒、通鼻窍及抗过敏作用。二药联合于局部作用及内部调理治疗，疗效显著。本组疗程内均未见不良反应，且简便经济，易被患者接受，值得推广。

葱姜汤熏蒸方

临床采用葱姜汤熏蒸疗法治疗急性鼻炎或慢性鼻炎急性发作患者30例，疗效满意，现介绍如下。

【临床资料】

共治疗门诊患者30例，其中男12例，女18例；平均年龄32.3岁；平均病程8.6天；急性鼻炎16例，慢性鼻炎急性发作14例。

【治疗方法】

葱白30克（切碎），生姜20克（切片）。将以上材料放入锅中，加水500毫升左右，煮沸后继续加热约3分钟，让患者趁热熏蒸鼻部，深吸气（以鼻腔有发痒感为佳）。每天1次，每次30分钟，5次为1个疗程。注意治疗时避免烫伤。

【治疗效果】

1.疗效标准

显效：鼻部及全身症状明显减轻或消失，无并发症。有效：鼻部及全身症状减轻，无明显并发症。无效：症状、体征无改变，有并发症出现。

2.治疗结果

治疗患者30例，显效20例，有效9例，无效1例，总有效率达96.7%。

【体会】

急性鼻炎是鼻黏膜的急性炎症，常发生于天气变化不定的季节，为病毒经飞沫传播所致，受凉、过度劳累、营养不良、烟酒过度等各种原因都能引起机体抵抗力下降，从而诱发该病。急性鼻炎反复发作或治疗不彻底容易演变成慢性鼻炎，并可引起急性鼻窦炎、中耳炎、肺炎等并发症。葱白具有发汗解表、通阳、利尿的作用，用于治疗感冒头痛、鼻塞，外用治小便不利、痈疖肿毒；《本草经疏》谓其发散，解肌，通上下阳气。生姜归肺胃经，长于发散风寒，化痰止咳，又能温中止呕。葱姜合用发散风寒，宣通鼻窍，善于治疗风寒引起的鼻塞头痛。

熏蒸疗法治疗鼻炎是利用药物蒸气的热效应和药效对鼻腔黏膜持续作用，使局部血管扩张，血流加快，血液循环得到改善，从而有利于减少渗出和消除水肿，提高局部抗病能力，促进功能恢复。临床观察表明，该疗法对急性鼻炎有较好的疗效，且简便、安全、无副作用，值得应用推广。

五味中药熏蒸方

方法：辛夷花、苍耳子、薄荷各15克，玄参20克，甘草10克。上药加水500毫升，煎沸后熏蒸鼻腔至药液变凉。每天1剂，连用3剂。

主治：鼻炎。

中药汁熏鼻方

方法：玄参20克，苍耳子、辛夷花、薄荷各15克，细辛、炙甘草各10克。上药水煎取药汁熏鼻，10天为1个疗程。

主治：鼻炎。

石榴皮熏蒸方

中医认为，无论是慢性鼻炎还是过敏性鼻炎，最初几乎都与寒邪入侵有关。鼻炎也有轻重之分，如果在早期及时调治，则有希望治愈，若发展到鼻窦炎，甚至是鼻息肉，治疗就困难了。鼻炎轻症患者想要在家调理，可以试试以下熏蒸法。

方法：石榴树皮25克，石菖蒲、辛夷花各20克，白芷12克，香葱10

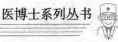

克，生姜5克。上药加水煎汤后，用热气熏蒸鼻腔。

注意：汤药的温度以能承受为宜。此汤药为熏蒸使用，不宜内服。

十四、鼻出血

中药饼敷足方

方法：紫皮大蒜50克，大黄（研成粉）15克。将大蒜去皮，与大黄粉共捣成泥状，做成饼，单侧鼻腔出血者贴敷于同侧涌泉穴，双侧出血则贴敷于双侧涌泉穴。每次15～30分钟。

主治：鼻出血。

十五、鼻窦炎

大黄粉外敷方

方法：大黄20克，食醋适量。将大黄研成粉，用食醋适量调为糊状，敷于双足心涌泉穴，外用敷料覆盖，以胶布固定。每天换药1次，连续用药10天为1个疗程，一般需用2～3个疗程。

主治：鼻窦炎。

十六、外耳湿疹

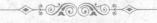

绿豆粉外敷方

方法：绿豆、食醋各适量。将绿豆研成细粉，用食醋调成膏状敷于患处，每天数次，干后即换，连用10天即可见效。注意：用此方时忌食花椒、胡椒，注意休息。

主治：外耳湿疹。

体会：湿疹，中医称湿毒疮，多因风湿热郁结蕴滞所致。绿豆味甘性寒，有清热解毒、消暑、利尿、祛痘的作用。古代医家认为绿豆可治疗风疹、痘毒等皮肤疾病，均借其清热利水解毒之力。加醋可增强止痒效果。

十七、中耳炎

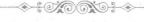

冰矾麝香散外治方

临床采用自制中药冰矾麝香散治疗中耳炎101例，取得了较好的疗效，现介绍如下。

【临床资料】

共治疗患者101例，其中男64例，女37例；年龄16岁以上75例，16岁以下26例；病程最短2个月，最长24年。

【治疗方法】

处方：冰片30克，白矾60克，麝香1克。

用法：冰片研成粉，白矾放锅内加热化成液体，冷却后取出研成粉，麝香研成粉，将3种药粉混匀。使用时先将耳道用双氧水（过氧化氢）清洗干净，再将冰矾麝香散放入耳道内，外用棉花少许塞耳。每天早晚各用1次，轻者2次见效，重者4次见效，疗效满意。

【治疗效果】

1.疗效标准

痊愈：症状、体征消失。好转：症状、体征减轻但未消失。无效：症状无改变。

2.治疗结果

经随访101例患者，痊愈后未复发的95例，未痊愈复发的6例，总有效

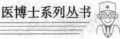
率为94.1%。

【体会】

冰矾麝香散方中三味药物均有清热解毒、消肿止痛、渗水利湿、芳香透窍之功，临床证明疗效显著，值得推广。

紫草油滴耳方

方法：紫草3克，芝麻油50毫升。将紫草和芝麻油一同放入锅中，小火煎炸，待油变为紫色后滤取紫草油装瓶备用。使用时先将耳道清洗干净再用紫草油滴耳。每天1～2次，一般5～7天可痊愈。

主治：中耳炎。

十八、耳鸣

中药粉敷足方

方法：磁石30克，吴茱萸15～20克，朱砂2～3克。将3味药择净，共研细粉，用适量食醋调为膏状，均匀摊于2块干净的白布上。睡前将双足用温水洗净拭干，用手掌交叉搓摩双足心涌泉穴，每次搓摩5～10分钟，待足心发热后迅速将备好的药敷于双足心涌泉穴处，外用绷带或胶布固定。每次敷药6～8小时，7天为1个疗程，至治愈为止。

主治：耳鸣。症见腰膝酸软，舌淡苔白，脉细，中医辨证属肾精亏虚型。

十九、突发性耳聋

中药熏蒸足底方

中药熏蒸治疗突发性耳聋肝火上炎型病证效果显著，现将其治疗经验介绍如下。

【病因病机】

暴聋西医称为突聋，其发病有一定的临床特征。当今社会生活压力逐渐增大以及因应酬、日常琐事等问题造成作息的不规律，人们因情志因素所造成暴聋的病例日益增多。临床以肝火上炎型者较多见，其中以女性及老年患者为主，这两类人群因情志因素所致的暴聋尤为明显，情志抑郁或恼怒则肝气郁结，气郁化火，上袭于肝，肝胆互为表里，足少阳胆经入耳中，肝火循经上扰耳窍，则耳聋。

【治疗方法】

治疗提倡标本兼治，以清肝降火、开郁通窍为主，佐以疏肝理气、清热利湿。

处方：龙胆草35克，山栀子、黄芩、柴胡、木通、生地、石菖蒲各30克，泽泻、当归、大黄各25克。

用法：上药水煎沸40分钟，去渣取液，熏蒸足底。每天1次，每次1剂。

【典型病例】

某患者，女，66岁。因左耳听力突然下降伴眩晕6天于耳鼻喉科门诊就诊。症见左耳听力突然下降伴眩晕，左耳闷胀感，左耳鸣，头痛，恶心，呕吐，视物旋转，面红目赤，胸胁疼痛，口苦，咽干，睡眠欠佳，小便黄，便秘，舌质淡，苔薄白，脉沉弦。中医诊断为暴聋，肝火上炎型。治宜清肝降火，开郁通窍。处方：龙胆草35克，山栀子、黄芩、柴胡、木通、生地、石菖蒲各30克，泽泻、当归、大黄各25克。5剂，水煎去渣取液，进行足底熏蒸，每天1次，每次1剂。二诊，患者自诉上述症状有所缓解，口苦、胸胁疼痛等症状消失，睡眠质量及小便症状明显好转，近日饮食不佳且大便不成形，舌脉同前。上方去龙胆草、黄芩、山栀子、大黄，加砂仁、白豆蔻、白术、山药各30克。用法同前，继续治疗5天。三诊，诸症皆明显好转，且睡眠改善尤为突出。专科检查提示双耳纯音听阈测试听力值已恢复正常。综上所述，通过中药熏蒸治疗后患者诸症皆有好转，效果明显。

二十、腮腺炎

蒲公英粉外敷方

方法：蒲公英（干品）适量。研成粉，用蜂蜜调成糊状，外敷患部。每天2次，一般5～7天可痊愈。用新鲜蒲公英捣敷，疗效更佳。

主治：腮腺炎。

中药外敷方

【治疗方法】

处方：藤黄、雄黄、硫黄各2克，白矾3克，枯矾1.2克，樟脑1.5克。

用法：上药混匀共研细粉，装瓶备用。治疗时先将患处洗净，取药粉1～2克，均匀地撒在楔形胶布上，四边留宽1厘米间隙，中间楔形边缘处亦留宽1厘米间隙不撒药粉，使楔形小口对准耳根，敷后按紧四边。每天换药1次。

【典型病例】

张某，男，10岁。患儿发热恶寒，咽痛，头痛，左耳下腮部漫肿，微红肿疼痛，体温38℃，张口困难，医院诊断为腮腺炎。服消炎药2天，疗效不明显，特求治中医。给予上法治疗，1次即痊愈。

【体会】

痄腮，西医称流行性腮腺炎，简称流腮，是一种时疫疾病，由腮腺炎病毒引起，是常见的呼吸道传染病。临床特征为发热及腮腺非化脓性肿痛，并可侵犯各种腺体组织、神经系统及心、肝、肾等器官。本方中藤黄、雄黄、硫黄、白矾、枯矾、樟脑皆有消毒、解毒、止痛、杀虫之功效，研为细粉，外敷患处，能更直接有效地发挥作用。通过临床观察发现，本法简便、快捷，且易于被患者接受，是治疗痄腮的良方，值得推广。

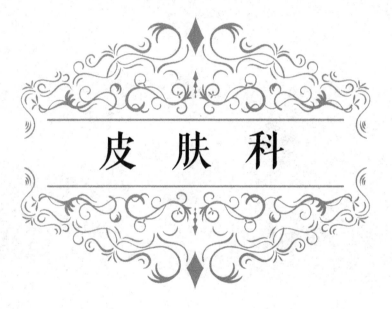

皮 肤 科

一、斑秃

中药内服外搽方

斑秃又名圆形脱发、圆秃，是头部突然出现斑状脱发而局部皮肤无异常的一种疾病，乃属中医科常见病，不但损害容貌，也给患者带来苦恼。临床研究采用中药内服外搽治疗斑秃患者76例，取得满意疗效，现介绍如下。

【临床资料】

76例均为门诊患者，其中男52例，女24例；年龄8～31岁；病程5天至3年；局限性脱发70例，全秃6例。

诊断标准：突然发生大小、数目不等的圆形或椭圆形斑状秃发。轻者仅单片或数片脱发区，重者头发全部脱落；脱发处皮肤光滑无炎症、无自觉症状。

【治疗方法】

1.内服方

处方：黑芝麻、鸡血藤、制何首乌各30克，桑葚、旱莲草、党参、黄芪各20克，熟地、女贞子、枸杞子、丹参、桑叶各15克，茜草10克，红花6克。

用法：上药水煎分3次温服，每天1剂，15天为1个疗程。

2.外用方

处方：侧柏叶100克，生姜50克，丹参30克，白芷15克，山柰10克。

用法：上药用75%酒精500毫升浸泡10天，然后过滤去渣取液，将药酒涂搽于患处，用手指摩擦至局部发热。每天3次，15天为1个疗程，治疗2个疗程。

【治疗效果】

1.疗效标准

痊愈：秃发区头发长出，脱发停止。显效：秃发区长出头发但不及正常密度，或60%以上秃发区长出如正常头发。好转：秃发区长出头发50%以下，并仍有少许脱发。无效：秃发区散在长出头发，并随长随脱。

2.治疗结果

痊愈65例，显效6例，好转2例，无效3例，总有效率为96.1%。最快9天开始长出白色或淡黄色绒毛，多数于1个疗程后开始长出绒毛。

【体会】

斑秃属中医"油风""鬼剃头"范畴。中医学对本病的病因病机有不少论述，如《外科正宗》："油风乃血虚，不能随其荣养肌肤。"《诸病源候论》："人有风邪，在于头，有偏虚处，则发斑秃。"认为头发的生长与脱落，润泽与枯槁，均与肾的精气有关。由于精血是互相滋生的，精足则血旺，毛发的润养又来源于血，故头发又有"血之余"之称。气为血帅、血为气母，血虚则气亦虚，气虚则血更虚。肺气虚则宣发无权，不能熏肤、充身、泽毛；脾气虚则生化不足，故肺脾气虚就更易导致脱发，也是头发难以复长的原因之一。目前对斑秃的分型逐渐趋于以肾虚、血虚、血瘀三型论治，多以培补肝肾、益气养血、活血化瘀为治则。本方中熟地、桑葚、制何首乌、女贞子、枸杞子、旱莲草、黑芝麻补益精血，强肾滋发；桑叶疏风清热，祛除肺部风热以利肺之宣发；党参、黄芪补益肺脾之气，助其生化之源和宣发之能；茜草、丹参、红花、鸡血藤活血通络，使血流畅通并使全方滋而不腻、活血生新。药理研究表明，黄芪、女贞子单味水煎剂对毛囊有直接促进生长作用，黄芪有双向免疫调节功能。

雷丸生姜外治方

斑秃以骤然发生的斑状或更广泛的脱发为主要症状。西医临床研究认为这是一种自身免疫性疾病。中医称之为"鬼剃头""油风"，多与血虚、情志内伤、肝肾不足等致毛发失养有关。临床研究采用中药雷丸、生姜治疗斑秃患者200例，疗效满意，现介绍如下。

【治疗方法】

雷丸研成细粉备用，生姜适量切片。先用姜片涂搽患处，再用另一姜片沾雷丸粉涂搽患处。每天2～3次，连用7～12天，局部即慢慢长出新发。

【治疗效果】

治疗患者200例，其中166例治疗12天见效，34例治疗7天见效，治愈率达100%。

【典型病例】

患者，男，42岁。自诉其左头部有一处脱发，经多方治疗未愈。就诊时查头部左侧有一约2厘米×1.5厘米大小的不规则脱发，皮肤裸露。用上方治疗7天而愈，随访1年未复发。

【体会】

雷丸味苦性寒有小毒，长于杀虫。生姜味辛性温。现代药理研究表明，上述两药均有杀灭癣菌等各种微生物的作用。两药合用，一寒一温，相互制约，相辅相成。生姜能解雷丸之小毒，以免中毒之忧；雷丸能防生姜之温，以免灼伤之苦。同时，两药一苦一辛，苦能坚，肾欲坚，急食苦以坚之；辛能散、能行，有发散、行气、行血等作用。两药合用，从血虚、肝肾不足等病因下药，故无一而不中的。

金银花酒外治方

方法：金银花100克，白酒500毫升。将金银花与酒装入广口瓶内，密封，浸泡1周后，待酒色呈棕黄色，备用。治疗时先用鲜生姜片涂搽斑秃处数遍，然后用纱布块蘸药酒搽病灶部位2～3分钟，以斑秃处皮肤发红为度。每天2次。

主治：斑秃。

二、白癜风

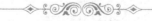

中药外涂方

方法：鸡血藤20克，补骨脂、白芷各12克，血竭2克，冰片1克。补骨脂、鸡血藤、白芷加水煎煮，煎煮2次，合并2次滤液浓缩，用时加入研细的冰片和血竭，涂搽患处。每天2次，连续治疗90天。

主治：白癜风。

三、脱发

中药外治方

方法：樟脑15克，诃子、桂枝、山柰、青皮各10克。将上述药物用75%酒精200毫升浸泡7天，过滤去渣，滤液备用。取滤液每天外搽脱发处2～3次。治疗期间忌食油腻食物，洗发时勿用碱性强的肥皂。

主治：脱发。

四、疮疡斑疹

中药外治方

方法：千里光、野菊花、苦参各100克，板蓝根、大青叶、蛇床子、地肤子各30克。上药以冷水浸泡半小时，大火煮沸后小火再煎半小时，用药液沐浴全身或局部重点湿敷。每天1次。

主治：疮疡斑疹。症见全身发疹，瘙痒难耐，红斑处皮温高于周围，色红绛，舌红苔黄，脉数，中医诊断为湿毒浸淫疮。

五、黄水疮

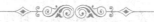

三味中药湿敷方

黄水疮是一种急性化脓性皮肤病，也称脓疱疮，主要由金黄色葡萄球菌、乙型链球菌或两种菌混合感染所致。本病的传染性强，常因抓破皮肤而传染，好发于头、面、四肢等部位，不及时治疗可引发全身症状或并发症。临床采用马齿苋水煎液湿敷患处，收到良好效果，现介绍如下。

【治疗方法】

处方：马齿苋、野菊花各60克，黄柏30克。

用法：将上药水煎沸15分钟，去渣，取药液浸透纱布4层（面积略大于创面），挤去多余的水分，展平，于患处湿敷。每天1～2次，一般治疗2～3天症状减轻，4～7天痊愈。

【体会】

马齿苋含生物碱、黄酮类、皂苷、维生素A、维生素B、胡萝卜素、果糖、葡萄糖、钙、磷、铁等，对葡萄球菌、大肠杆菌、痢疾杆菌、致病性真菌均有杀灭作用。其中，黄酮类、钙可减少炎性渗出；皂苷可借其发泡性质改变细菌表面张力而有抑菌作用；维生素有促进组织细胞再生的作用。野菊花有广谱抗菌的作用，常用于治疗痈肿、疔毒。黄柏所含生物碱抗菌效力与黄连相似，对金黄色葡萄球菌、链球菌均有抑制作用。本方水煎剂有广谱抗菌作用，控制细菌感染效果显著。

六、带状疱疹

中药散外涂方

带状疱疹是一种由病毒引起的炎性皮肤病，常见成簇水疱，沿身体一侧呈带状分布，宛如蛇行，历代医家有"蛇串疮""蜘蛛疮""火带疮"

等名称；因其常发于腰肋间，故又有"缠腰火丹"之称。临床以中药散外涂，治疗该病患者26例，止痛快，消肿迅速，效果良好，现介绍如下。

【临床资料】

26例患者均为门诊病例，其中男15例，女11例；年龄5～68岁，以25～50岁为多；病程3～10天，以春秋两季发病者居多；发于头面、项部5例，胸肋、腰腹及四肢21例。

【治疗方法】

处方：雄黄、五倍子、枯矾、黄连各等量。

用法：将上药混匀共研细粉，加入适量芝麻油，调成糊状，装瓶备用。以消毒棉签蘸药糊轻轻涂于皮疹部位，再用油纸覆盖，每天2～3次。如水疱破溃流水，可直接将药粉撒敷。

注意：治疗期间忌食辛辣食物，预防感染，避免水疱破裂。

【治疗效果】

1.疗效标准

痊愈：皮疹全部消退，自觉症状消失，不遗留神经痛。好转：皮疹全部消退，遗留神经痛。无效：皮疹和自觉症状无明显改变。

2.治疗结果

治疗患者26例，痊愈25例，好转1例，总有效率为100%。一般治疗2～4天水疱即逐渐干涸而结痂，4～8天痂皮脱落，留下浅淡的色素沉着斑，疼痛消失一般在3～10天。治疗3天痊愈（痂皮脱落、疼痛消失，下同）者16例，7～8天痊愈者9例，其余1例皮损虽恢复较快，但留有神经痛，后用本方外涂和内服中药等，疼痛逐渐消失。

【典型病例】

黄某，男，42岁。患带状疱疹5日，曾用中西药治疗，疗效不佳而来诊。症见左胸肋部成簇水疱，累累如串珠，排列成带状。疱疹之间皮肤正常，疱壁紧张，基底大小不一而发红，部分皮损渗液，疼痛剧烈，状如针刺。遂予上方外涂，每天3次，2天后疼痛明显消失，水疱停止蔓延，皮损未再发展。4～5天后肿消痛除，皮疹结痂脱落而治愈。

竹叶灰外治方

方法：竹叶、茶油各适量。竹叶烧成灰，用茶油调匀涂患处。

主治：带状疱疹。

中药粉敷脐方

方法：木香、降香、乳香、丁香、香附各30克。上药混匀研成粉，将药粉适量填于肚脐部（治疗前以温水洗净），外贴伤湿止痛膏固定。每天换药1次，7天为1个疗程。

主治：带状疱疹。

中药湿敷方

方法：马齿苋30克，大黄、黄芩、寒水石、败酱草、大青叶、板蓝根各20克，青黛5克。上药先用冷水浸泡10分钟，然后煎沸20分钟，去渣取汁，待温度适宜时湿敷患处，水温下降可加热再用。一般治疗2～3天水疱减少，渗出停止。改用药液擦洗，每天3次，7天为1个疗程。

注意：疼痛剧烈者宜冷湿敷；湿敷或洗浴后，外涂芝麻油，防止水疱擦破、继发感染。

主治：带状疱疹（湿热型）。症见局部皮损鲜红，疱壁紧张，灼热刺痛，或有糜烂渗出，伴口苦、口干、烦躁、易怒、舌红、苔黄腻，脉滑数。

中药治带状疱疹后遗痛证方

方法：青黛、冰片各100克，山栀子、玄参、黄芩、黄柏各30克，黄连10克。将上药（除青黛、冰片外）加水熬成浓汁，青黛、冰片用白酒溶解，加入药汁中混匀，直接用药酒擦拭患处。每天3次。

主治：带状疱疹后遗痛证。症见带状疱疹色素沉着处疼痛，烧灼、刀割样疼痛，迁延不愈，夜间为甚，心烦，口苦口干，舌质暗红，苔黄，脉弦等。

七、汗疱疹

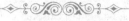

中药熏洗方

汗疱疹又名出汗不良，系发于掌跖及指趾皮肤的水疱性疾病。由于西药无明显疗效，故患者往往求治于中医。临床采用自拟侧柏叶汤为主治疗本病疗效显著，现介绍如下。

【临床资料】

20例患者均来自皮肤科门诊，其中男4例，女16例；年龄最小15岁，最大65岁；病程最短半年，最长6年余。均为双手对称发病，一般于春末夏初开始发病，损害为局部深在性小水疱，米粒大小，呈半球形，疱壁紧张，水疱数目较多，对称分布于手掌及指腹、指侧，干涸后形成脱皮，有不同程度的瘙痒及烧灼感，局部多汗，每年定期发作，反复不已。

【治疗方法】

处方：侧柏叶30克，地骨皮、金银花、透骨草、艾叶、甘草各20克。

加减：痒甚者，加白鲜皮、防风各20克；汗多者，加明矾、葛根各20克。

用法：上药水煎，取药液熏洗患处。每天1剂，5剂为1个疗程。

【治疗结果】

10例患者用药5天，另10例患者用药10天。痊愈（全部皮损消失）14例，有效4例（皮损消失三分之一），无效（症状无变化）2例，总有效率为90%。随访2年，痊愈病例均未复发，4例有效者有1例复发。

【典型病例】

马某，女，42岁。自诉双手掌、手指反复出现小水疱10余年，此次发作1月余。每年春夏及夏秋交替时双手即反复出现水疱，伴瘙痒，水疱干枯后脱皮。经皮肤科诊断为汗疱疹，用西药后无明显疗效，反复发作，瘙痒不已，遂求中药治疗。患者伴双手多汗，有灼热感，舌红，苔白，脉滑数。处方：侧柏叶30克，地骨皮、金银花、透骨草、艾叶、明矾、防风各20克。水煎熏洗双手，每天1剂。5天后患者来复诊，非常高兴地说用上述中药3剂后皮损消失，无瘙痒感，灼热感以及手多汗均有明显减轻；5剂后皮肤光滑如常人，要求继续用药。继用上方5剂以巩固疗效，随访1年未再复发。

【体会】

汗疱疹是发生于手足的一种复发性水疱性皮肤病，民间俗称"蚂蚁窝"。发病机理目前尚不清楚，过去认为是由于手足多汗，汗液潴留于皮肉形成。现在多认为该病为一种皮肤湿疹样病变，故减少掌跖出汗有利于症状缓解，但不能控制疾病的发生。自拟侧柏叶汤清热利湿，收敛止痒，用于治疗汗疱疹并取得了明显的疗效。中医认为，脾主四肢，若脾为湿困，运化失职，水湿停滞，再与夏季热邪相合，或与长夏湿热之邪相关，内外两邪相搏充于腠理浸淫肌肤而发为本病，故汗疱疹与湿热相关。用本方恰合病机，方中侧柏叶、地骨皮清热凉血祛湿，金银花、透骨草、艾叶、甘草解毒凉血止痒，共奏祛湿清热之功，疾病自愈。本方治疗汗疱疹，疗程较短，无痛苦，无复发，值得推广。

八、手掌脱皮

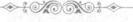

夏枯草泡洗方

方法：夏枯草100克。水煎2次，混合2次所煎药液，待水温适宜时用药液泡洗双手。每天2次，每次30分钟，连用10～15天可获痊愈。

主治：手掌脱皮。症见无故掌心燥热起皮，甚则枯裂微痛，舌红，苔黄，脉数，中医辨证属脾胃有热，血燥生风，血不能营养皮肤所致者。

九、手足癣

银花乌梅液外涂方

手癣和足癣是由于真菌感染手足皮肤所致的疾病。手癣俗称"鹅掌风"，足癣俗称"脚气"。引起手足癣的真菌种类较多，绝大多数为皮肤癣菌所致。皮疹多发于手掌、足底和指、趾间，亦可波及手、足背，分为水疱型、糜烂型、鳞屑角化型。本病主要由共用拖鞋、浴巾等卫生用品传播。足癣发病率高于手癣，且常常为手癣的传染源。

长期不愈的趾间糜烂往往会继发链球菌感染而形成丹毒，是下肢丹毒的常见病因。手癣往往继发于足癣，且多先从一只手开始，如不治疗可发展至双手。手癣又可造成新的传染，导致体癣、股癣等。无论手癣还是足癣，如任其发展，都会最终发生指甲的感染而形成甲真菌病或称为甲癣，甲癣较手足癣更顽固。

临床用两味中药治疗手足癣患者90例，取得了满意的效果，现介绍如下。

【临床资料】

90例患者中，男68例，女22例；年龄16～65岁；手癣10例，足癣60例，手足癣20例；水疱型25例，糜烂型38例，鳞屑角化型27例。

【治疗方法】

处方：金银花60克，乌梅30克。上药加水煎30分钟，滤出药液后药渣加水复煎25分钟，取2次滤液20～30毫升，用棉签蘸药液涂搽患处。每天5次。

注意：日常生活中要注意保持足部的清洁干燥，勤换鞋袜；不要混用拖鞋、浴巾、擦脚布；不要在澡堂、游泳池旁的污水中行走；防止鞋柜传染脚气。

【治疗结果】

90例患者中，5～7天治愈（手足部癣均消失）者30例，8～10天治愈者35例，11～15天治愈者20例，16～20天好转（癣较以前减少或症状减轻）

者5例，总有效率为94.4%。

地骨皮外涂方

足癣是常见的皮肤真菌感染性疾病，临床表现为趾间浸渍，轻度鳞屑或起水疱，伴瘙痒、糜烂、渗出等。临床研究采用地骨皮进行治疗，5～7天即可痊愈，现介绍如下。

【治疗方法】

地骨皮40克，研成粉，患部清洗后，将药粉均匀涂撒于创面上，充分覆盖皮损处。每天3～4次，一般治疗3天后症状减轻，5～7天痊愈。

【体会】

地骨皮含桂皮酸和大量的酚类物质、维生素C、β-谷甾醇，可改变真菌表面张力，影响其代谢，抑制其生长繁殖，并可使机体毛细血管通透性降低而减少渗出，保持患处干燥；其所含的维生素C及钙可降低机体反应性，钙剂还能增加血管的致密度，进一步减轻患处渗出，维生素C又可促进抗体形成并参与细胞间质的合成，利于患处的愈合。

黄精外治方

方法：黄精200克。切成薄片置于容器中，加入75%酒精250毫升，密闭容器浸泡15天，过滤，挤尽药汁后再与食醋混合，备用。用药前先用温水洗净患处，擦干后取药水外搽。每天3次。

主治：手足癣。

四味中药外治方

方法：荆芥、红花、皂荚、白矾各12克，米醋1500毫升。将上药一起放入醋中浸泡15小时。用时把患处浸泡于药液中，每天3次，每次15～20分钟，连用1周。第2周和第3周分别加入上药1剂继续浸泡，并增加少许醋。21天为1个疗程，必要时可重复使用。

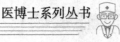

主治：手足癣。

中药熏洗方

方法：马齿苋、五倍子各60克，白鲜皮、地肤子、龙胆草、茵陈、黄柏、山栀子、苦参、赤小豆各30克。上药水煎熏洗患处。每天1次，每次熏洗15～30分钟，一般洗3～4次可愈。

主治：足癣。症见足部皮肤糜烂发白，常自觉发痒而挠抓破后露出红润面。

中药泡足方

方法：甘草60克，土茯苓、苍术各30克，大黄、大风子各15克，乌梅、枯矾、露蜂房各10克。上药水煎取汁温泡双足。每次半小时，每天2次，每2天1剂，1周为1个疗程。

主治：足癣。症见双侧足趾两侧散在皮下水疱，伴糜烂，瘙痒，舌红苔黄，脉滑数，中医辨证为湿热蕴结型者。治宜清热除湿，收敛止痒。

柏防汤外洗方

临床采用柏防汤外洗治糜烂型足癣取得了满意的疗效，现介绍如下。

【临床资料】

68例患者均来自门诊，其中男42例，女26例；年龄8～60岁；病程最短7天，最长3年。

【治疗方法】

处方：黄柏、防己各15克，苏木12克，钩藤9克，明矾、甘草各6克。

用法：上方加水煎煮，取药汁洗患处。每天2次，每次30分钟，每天1剂，7天为1个疗程。

注意：在治疗期间，要保持足部卫生，勤换洗鞋袜。若合并细菌感染，积极应用抗生素对症治疗。

【治疗效果】

痊愈（局部痛痒症状消失，渗出减退）56例，好转（局部痛痒症状明显减轻，渗出减少）12例，总有效率为100%。

【体会】

中医学认为，糜烂型足癣多由脾胃两经湿热下注而成；或久居湿地，水中工作，水浆浸渍，感染邪毒所致；部分则由共用足盆、拖鞋等相互传染而成。中医古籍《外科正宗》对该病做了精辟论述："乃三阳风湿下流，凝结不散，故先痒而后湿烂。"柏防汤中，明矾燥湿解毒、杀虫止痒；黄柏清热燥湿、泻火解毒，共为君药；防己祛湿利水，善治足癣肿痛，为臣药；苏木、钩藤活血通经、清泻肝热，为佐药；甘草偏于清热，且调和诸药，为使药。诸药合用，熏洗患处，直接作用于病变部位，清热燥湿，解毒杀虫，祛风活血止痒，收到了满意的效果。

中药外洗方

鹅掌风，西医称手癣，是一种顽固难治且比较常见的慢性皮肤病。临床采用自拟中药外洗方治疗鹅掌风，疗效显著，现介绍如下。

【临床资料】

36例鹅掌风患者均来自皮肤科门诊，其中男21例，女15例；年龄21～68岁；病程3个月至1年18例，1～5年12例，5年以上6例；水疱型8例，鳞屑型11例，糜烂型5例，角化增厚型12例。

诊断标准：临床表现以指掌皮肤干燥、脱屑、皲裂、粗硬、发红瘙痒、间发水疱，皮损边界不清，指甲混浊增厚为特征。

【治疗方法】

处方：白鲜皮、苦参、枯矾、土荆皮、百部、蛇床子、猪牙皂、透骨草、艾叶各30克。

加减：以水疱为主，群集或散在发生，壁厚不易溃破者，加苍术、黄柏、马齿苋各30克；糜烂型者，加椿根皮30克；鳞屑型、角化增厚型者，加苏木、红花、伸筋草各30克，大黄10克。

用法：将上药用水浸泡1小时后小火煎沸15分钟，滤渣取汁，加入食醋1500毫升，混匀浸泡患处。每天2次，每次30分钟，连用1周为1个疗程。

【治疗效果】

1.疗效标准

痊愈：临床症状完全消失，局部皮肤恢复正常，停药半年后随访无复发。好转：临床症状基本消失，局部皮肤基本恢复正常，停药半年后，再接触碱性溶液时，皮肤干燥、瘙痒。无效：临床症状无明显改善，局部皮肤无变化。

2.治疗结果

36例患者中，痊愈28例，好转6例，无效2例，总有效率为94.4%。

【典型病例】

吴某，女，45岁。主诉双手手掌皮肤反复皲裂、脱屑、瘙痒5年。患者先后在多家医院就诊，口服及外用药物涂搽治疗（具体不详），用药后脱屑及瘙痒症状有所缓解，但停药后复发。查体：双手掌部皮损干燥，角质增厚，表面粗糙脱屑，皲裂，轻度瘙痒，疼痛明显，舌质红，苔黄腻，脉细数。中医诊断为鹅掌风（进行性指掌角皮症）。治宜养血清热解毒，杀虫止痒。外洗方：白鲜皮、苦参、土荆皮、百部、猪牙皂、蛇床子、枯矾、艾叶、大黄、红花各30克。每天1剂，水煎，滤渣，取汁加入食醋1500毫升，混匀浸泡患处。每天2次，每次30分钟。嘱日常生活中注意保持足部清洁干燥，勤换鞋袜；避免酸碱物质对手足部皮肤的损伤，勿搔抓。1周后复诊，患者诉疼痛明显减轻，已无瘙痒，皮损干燥缓解。守上方继续用中药外洗，4周后皮损基本消退，临床治愈。停药半年后随访无复发。

【体会】

鹅掌风因其皮损表现为掌部粗糙、脱皮，开裂如鹅掌而得名。中医学认为，鹅掌风多由外感湿热之毒蕴积皮肤，或由相互接触，毒邪相染而成。病久湿热化燥伤及阴血，则气血不能荣养患处，皮肤失润，以致皮厚燥裂，形如鹅掌。本方中苦参、白鲜皮、枯矾清热燥湿，解毒杀虫；百部、蛇床子、土荆皮杀虫驱虫止痒；猪牙皂搜风涤痰杀虫；透骨草祛风通络，促进渗透；艾叶芳香辛温，祛湿止痒。经现代医学研究，组方中各药对真菌均有不同程度的抑制作用。枯矾具有抗病原微生物作用，对表皮癣菌、毛霉菌及白色念珠菌等真菌高度敏感，并有凝固蛋白、促进小伤口愈合的作用。蛇床子有营养、软化角质和润肤作用。文献报道土荆皮、苦参、蛇床子等治疗手足癣疗效确切。醋性收敛润燥，既可杀菌防霉，又可软化角质，促进药物渗透，还能引诸药深入肌肤，直达患处。诸药合用，效专力宏，祛邪而不伤正，提高疗效，降低复发率。中药外洗直接作用于病灶，且方法简便，患者容易接受。

柳叶熏泡方

脚气虽不是大病，但发作时的瘙痒却让人难以忍受。研究采用柳叶熏洗泡脚治疗，效果显著，现介绍如下。

【治疗方法】

处方：新鲜柳叶250克。

用法：将柳叶洗净后加水1000毫升，煮沸5分钟，先熏洗患处，待水温降至适宜时，浸泡半小时。每天早晚各1次，一般5～10天可痊愈。脚趾缝溃烂者，可将柳叶搓成小丸状，夹在溃烂处，3～10天可除脚气。

【体会】

脚气通常是因为不及时擦干脚、不常换鞋或不勤洗袜子等不良习惯，使脚长期处于潮湿环境，进而感染真菌所致。糖尿病患者、过敏体质者、孕妇等也容易因皮肤抵抗真菌的能力下降而感染脚气。长期使用抗生素会导致菌群失调或免疫功能受抑制，也容易感染脚气。

《中华医学宝典》记载，柳叶味苦性寒无毒，具有清热透疹、利尿解毒的功效。《日华子诸家本草》记载，柳叶煎膏作敷，能强筋骨、长肉、止痛。临床经验表明，用柳叶熏洗治脚气可缓解因其引发的红肿、化脓等症状。

马勃冰片外涂方

脚气是由真菌感染引起的传染性皮肤病。临床研究采用中药马勃、冰片研成粉治疗脚气患者157例，取得良好效果，现介绍如下。

【临床资料】

157例均为门诊患者，其中男68例，女89例；年龄最大67岁，最小4岁；病程最长3个月，最短3天；初发42例，复发115例；并发红丝疔者2例，并发足部感染13例。

【治疗方法】

处方：马勃60克，冰片10克。

用法：上药混匀共研成粉。皮损以渗出、糜烂为主者，将药粉撒于创面；以水疱干燥脱屑为主且无渗液者，将药粉用芝麻油调和涂于患处。每天3次，待皮疹消失、瘙痒停止后继续治疗1周。用药期间宜穿透气良好的布鞋或凉鞋，患者所用脚盆、抹脚布、鞋袜需消毒且分开使用。若有并发症出现，先控制感染后再局部用药。

【治疗结果】

1.疗效标准

治愈：经治疗后皮损完全消失，症状消失，且随访3个月内无复发。有效：皮损范围缩小，渗出、脱屑减少，症状减轻。无效：用药后皮疹无变化，症状无缓解。

2.治疗结果

157例患者中，治愈133例，有效20例，无效4例，总有效率为97.5%。一般连续用药3天，患者皮损症状大多缓解。

中药泡脚方

方法：苦参15克，花椒、绿茶各10克，陈醋50毫升。上药加水2500毫升，煮沸30分钟，晚上睡觉前把药液倒入盆内，加入陈醋，待水温适宜时泡洗双脚，每次30分钟，然后用干净毛巾擦干双脚。袜子用药液浸泡后，清水洗净晒干。连用7天为1个疗程。可连续或间断泡洗双脚。

主治：脚气。

十、寻常疣

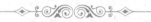

醋蛋外治方

方法：将青壳鸭蛋浸泡于陈醋中，以醋浸没蛋为度，3天后将蛋和醋放入锅内炖熟，吃蛋并喝醋。每天1次。

主治：寻常疣。

十一、扁平疣

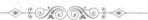

中药外洗方

扁平疣中医学称"扁瘊"，多由风毒阻于经络与肝热搏于肌腠所致，为米粒或黄豆大扁平隆起的丘疹，表面光滑，正常皮色或浅褐色。

【治疗方法】

处方：苦参、板蓝根、大青叶、鱼腥草各30克，冰片、玄明粉（研细）、桃仁、红花各10克。

用法：上药（除冰片、玄明粉外）煎汤取汁，与冰片、玄明粉调成糊状，反复涂搽患处。

【体会】

中医认为，扁平疣为肺脾湿热瘀滞郁结肌肤所致。本方中冰片清热止痒；玄明粉软坚散结，清热泻火；苦参清热燥湿祛瘀；板蓝根、鱼腥草清热凉血；大青叶抗病毒；桃仁、红花活血化瘀。诸药合用，有祛湿清热、软坚化瘀的功效，疗效显著。

民间外洗方

扁平疣是一种病毒性疾病，常发于面部、颈部等皮肤裸露处。扁平疣由病毒感染导致，一般为针头至米粒大或稍大的扁平丘疹，呈圆形或不规则形，略高于皮肤表面，也可显著地突起而形成圆顶状。表面光滑，境界清楚，触之较硬，为浅褐色或灰白淡黄色或正常皮色。多数分散存在或密集成群，有的互相融合或沿抓痕呈条状分布，一般无自觉症状，偶有微痒，发于颜面、前额或手背，也可发生在腕部和膝部，大多对称，数目不定，有时和寻常疣同时存在，可以自愈亦可复发，愈后不留瘢痕。下面介绍几种民间常用的中药外洗方以供参考。

方一：板蓝根、大青叶、地骨皮、白鲜皮各30克。上药水煎取药液外洗患处。每天3次，每剂药可连用3天，连用3剂为1个疗程。一般3个疗程即可治愈，不留瘢痕。

方二：野菊花、金银花、苦参、蛇床子各10克，明矾5克。上药水煎取药液外洗患处。每天2～3次，每次20～30分钟，连用1周为1个疗程。一般连用2个疗程即可治愈，疗效显著。

方三：木贼、香附各50克。上药加水500毫升，煎至200毫升，取汁外洗患处。每天3次，连用1周为1个疗程。一般治疗1个疗程即可收到明显效果。

以上三处方药味少，价廉易得，无副作用，是不错的治疗扁平疣的方法。

单味马齿苋外治方

方法：鲜马齿苋100克。将鲜马齿苋洗净，捣烂成泥，用纱布包好，搽患部3～5分钟至皮肤微红为止。每天2次，10天为1个疗程。

主治：扁平疣。

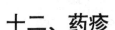

十二、药疹

中药外洗方

方法：荆芥、防风、蝉蜕、透骨草各30克。上药加水4碗，煮沸后再煮6～7分钟，用药液洗患部。每天2次，连用3剂。

主治：药疹。长期服药出现全身皮疹，尤其大腿及上肢发红疹，微痒，略有恶心，舌红，苔薄腻，脉浮细弦，中医辨证属风热型者。治疗宜疏散风热。

十三、湿疹

黄芩粉外涂方

急性湿疹发病主要诱因为炎症反应，临床多采取抗生素之类的药物进行治疗，但效果欠佳。从中医学角度看，急性湿疹发病跟人体湿热过度，无法排出血热而在皮肤表面郁积有关。患者可出现皮肤瘙痒等症状，对生活、工作和学习均造成影响；且在抓破皮肤后，可导致外界病菌入侵而感染，加重病情。黄芩有解毒泻火、抗菌止血的作用，用黄芩粉外涂治疗急性湿疹疗效显著，现介绍如下。

【临床资料】

选择门诊收治的42例急性湿疹患者，其中男30例，女12例；年龄20～64岁；病程2小时至6天。

【治疗方法】

处方：黄芩30克。

用法：将黄芩研磨成粉，用食醋调为糊状，涂抹患处，每天2次。所有患者治疗至湿疹消失即可停止治疗。个别严重者可配合口服扑尔敏（氯苯那敏），每次4毫克，每天3次。

【治疗效果】

1.疗效标准

治愈：皮损完全消退，症状消失。显效：皮损消退面积大于75%，症状显著减轻。有效：皮损消退面积大于30%，症状缓解。无效：未达上述标准。

2.治疗结果

42例患者中，痊愈34例，显效3例，有效2例，无效3例，总有效率为92.9%。

【体会】

中医将湿疹称为湿疮，认为患者出现湿疹的主要原因是脾失健运、后天失养等，继而导致患者内生湿邪，湿热内蕴，并且因风、湿、热邪熏蒸肌肤，导致经络受阻、气血失畅而出现湿疹。黄芩具有抗脂质过氧化、解痉、解热、抗变态反应、抗炎等药理作用，对急性湿疹患者有着较好的治疗效果，且不良反应较少，具有较好的经济性和安全性。综上所述，中药黄芩治疗急性湿疹疗效确切，可有效缓解患者临床症状，促进皮损消退，值得推广。

中药粉敷穴方

方法：细辛、肉桂、麻黄、苍术、制附子、防风、地肤子、薄荷各等量。上药混匀研成粉，使用时将药粉以水混匀，铺到胶布上，贴敷于大椎穴处。每晚1次，每次贴敷6小时，4周为1个疗程，连续治疗3个疗程。

主治：慢性湿疹。

中药熏洗方

方法：土茯苓30克，苦参、黄柏、地肤子、白鲜皮、虎杖、蛇床子、马齿苋、金银花、蒲公英、野菊花各20克。上药加水煎煮后去渣取汁，加硫黄、冰片各6克混匀，熏洗患处。每天1次，每次30分钟，连续治疗14天。

主治：慢性湿疹。

中药敷脐方

方法：苦参、黄连、黄柏、荆芥、防风、马齿苋、金银花、地骨皮、白矾各10克。上药研粉，用芝麻油调成膏状。每晚睡前以温水清洁脐部后，将适量药膏填于脐部，外用胶布固定。每天1次。

主治：湿疹。

两味中药外治方

方法：大枣、黄柏各50克。将大枣烧成炭，与黄柏共研成粉，用芝麻油调匀，涂患处，如渗出液较多可撒干粉。每天2～3次。

主治：湿疹。

艾叶外洗方

方法：艾叶10克，大枣3枚。加水1000毫升，大火烧沸后小火再煎10分钟，晾凉后加入食醋50毫升。药液分成2份，早晚分别擦洗患处。7天为1个疗程。

主治：湿疹。

马齿苋外治方

马齿苋治疗的疾病谱比较广，如湿热下痢、热毒痈疮、崩漏便血以及热淋血淋。临床常用其治疗肠炎腹泻、尿路感染、痔疮肛痛、妇女带下，以及皮肤湿疹与带状疱疹等。现代研究表明，马齿苋有解毒消炎、止痒消肿、促进溃疡愈合的作用，还能抑制大肠杆菌、伤寒杆菌、金黄色葡萄球菌及痢疾杆菌，因此对细菌性痢疾、疖痈等皮肤化脓性感染均疗效显著。

【典型病例】

于某，女，32岁。主诉两掌心患湿疹近1年，皮肤科予肤康洗液外用后转成急性，湿疹处皮肤变厚、疼痛；改用硼酸液后，湿疹皮肤不厚，但仍瘙痒。现诊手心皮肤红，蜕皮，瘙痒，舌淡红，苔薄，脉细弦。处方：

马齿苋200克。加水煎煮，趁温热浸泡双手15～20分钟，每天2～3次，每天1剂，共7剂。二诊：外用马齿苋后，两掌心湿疹不再瘙痒，湿疹范围不扩大，第3天手掌心开始生出新皮。再予马齿苋继续治疗1周，方法同上。随访：2个月后因他病来就诊，诉外用马齿苋2周后湿疹痊愈。查见双手掌心湿疹消失，皮肤光滑，无色素沉着等任何痕迹留下。

【体会】

马齿苋味酸性寒，入大肠、心经，具凉血止痢、清热解毒、凉血止血、涩敛之功。马齿苋入药，始载于《名医别录》。《滇南本草》载，马齿苋益气，清暑热，宽中下气，润肠，消积滞，杀虫，治疗疮红肿疼痛。《本草纲目》载，马齿苋散血消肿、利肠滑胎、解毒通淋，治产后虚汗。《本草经疏》载，马齿苋辛寒能凉血散热，故主癥结、痈疮疔肿、白秃及三十六种风结疮；捣敷则肿散疔根拔，绞汁服则恶物当下，内外施之皆得也，辛寒通利，故寒热去，大、小便利也。

马齿苋既可内服，又可外洗湿敷；既可置于复方之中，又可单用。价廉物美，效用多端，效验确凿，妙难尽言。

中药外洗方

临床研究采用中药外洗配合去炎松尿素霜，治疗皲裂性湿疹患者12例，全部治愈，现介绍如下。

【临床资料】

共治疗患者12例，其中男7例，女5例；年龄15～40岁；病程6个月至10年，其中3～5年8例；患部为双足双手3例，双手4例，双足2例，单手3例；皮损均表现为皮肤变厚粗糙、干燥裂隙。有10例曾经用多种治疗方法效果欠佳，一般有轻度瘙痒、疼痛。

【治疗方法】

处方：王不留行、透骨草各20克，红花15克，明矾10克。

用法：上药水煎2次，将药液合并混匀，先熏后泡洗患处。每次30分钟，每天2次，第2次浸泡时将原药液加温即可。熏泡后患处外涂去炎松尿素霜。

【治疗结果】

一般用药4～5剂后皮肤显著变软，7～10剂后皮肤完全恢复正常，仅有1例用药15剂后才治愈。未见副作用。

【典型病例】

张某，男，18岁。自述两手虎口处发痒、疼痛4年，干活时疼痛加重并时有鲜血流出，曾经多种治疗效果欠佳。症见双手大鱼际及虎口处有对称发生的皮肤增厚粗糙，有多条裂口，拟诊为"皲裂型湿疹"。用上述方法治疗5天后皮肤变软，裂隙变浅；继用原方治疗5天痊愈。1年后随访未见复发。

蒲滑粉外治方

方法：蒲黄、滑石各40克，青黛、黄连各30克，白矾20克，冰片10克。上药混匀研成粉，取适量以温水调成糊状敷于患处。每天1次。

主治：湿疹、脓疱疮、带状疱疹、传染性湿疹性皮炎、口角糜烂、唇扁平苔藓等。症见舌红苔黄、脉数的热毒疾病。

十四、褥疮

黄豆渣外敷方

褥疮是由于患者长期卧床不起，躯体的重压与摩擦使血液循环受阻，产生局限性、浅表性皮肤破损感染后形成溃疡。如治疗不及时或护理不当，则经久不愈，迁延日久。黄豆渣是民间治疗褥疮和各种疮疡肿疖的一种方法，古代医家早已使用。现代医学证明，此法有一定的科学道理，在医疗条件不太好的地方，可作为一种辅助治疗方法，现介绍如下。

【治疗方法】

先用过氧化氢溶液和生理盐水对褥疮进行清洗，去掉腐肉，再根据伤口大小，浸泡适量黄豆，煮熟研碎后加少许白糖拌匀，敷在伤口上，并将伤口填满。然后用消毒纱布、胶布固定，每天早晚更换，每天将用具煮沸消毒。如条件允许，可用医用紫外灯照射伤口10～20分钟，能更好地杀菌消毒，保持伤口干燥，预防感染。

【体会】

黄豆入药治病，最早见于《神农本草经》，把黄豆列为中品，可治"痈肿""止痛"；医书《名医别录》说其"逐水肿，除胃中热痹，伤中淋露，下瘀血，散五脏结积内寒"；明代著名医学家李时珍则介绍，其"治肾病，利水下气，制诸风热，活血解诸毒"。后来很多医家对黄豆都有论述，认同黄豆有"消水胀、清热解毒"的作用。这些都有利于褥疮、肿毒的消散和治疗。

白糖味甘，性平。用白糖敷患处，不但使患者对疼痛的敏感度下降，减轻痛苦，同时也能促进人体对钙的吸收和炎症的消散。中医外科常用白糖治疗烫伤和浅表性溃疡，与黄豆合用则疗效增强。

【注意事项】

①这种方法对一般的褥疮和疮疡肿疖有效。如果褥疮面积大，范围广，感染严重，就要使用现代医疗方法进行抗菌消毒处理。

②黄豆为高蛋白食物，容易受到污染而腐败变质，影响伤口愈合。因此，贴敷用的黄豆渣必须是煮熟的，要经过高温消毒处理。

③每次贴敷时间不宜过长，要勤换。

④贴敷之前要严格对褥疮创面进行消毒处理、无菌操作，才能达到理想效果。

十五、冻疮

花椒外治方

方法：甘草、芫花、花椒各10克。上药加水煎煮，待温度适宜时将手足放入药液中浸泡，如水温降低可继续加入热水以保持水温。每天1次，每次30分钟，5天为1个疗程。

主治：手足冻疮。症见手足局部水肿性红斑、水疱，甚至溃烂、灼痒，遇热加重，中医辨证为寒邪外袭、气滞血瘀者。

山楂外治方

方法：鲜山楂数粒洗净，置锅中炒熟，碾成泥，加水调成糊状，清洁患处后，将山楂糊直接敷于冻疮表面。每天数次，一般3～5天红肿消退，1周内可痊愈。

主治：冻疮。

红花肉桂外治方

寒冷的冬季，在湿冷环境中，有些人外露或凸出部位如手背、指背、脚跟、脚趾、耳郭、面颊和鼻尖等都极容易发生冻疮，并且容易在同一部位年年复发。临床研究使用中药泡酒外洗可以治愈冻疮。

【临床资料】

共治疗患者76例，年龄12～49岁，平均年龄26岁。症状轻者初起受冻部位皮肤苍白，继而红肿或有硬结、斑块，暖热时自觉灼热、瘙痒、胀痛；重者则有大小不等的水疱或肿块，皮肤呈灰白色或暗红色，或转紫红色、疼痛加剧。

【治疗方法】

处方：红花200克，肉桂30克，75%酒精1000毫升。

用法：上药放入瓶中浸泡密闭1个月后使用。轻度患者每天涂搽1～2次，重度者每天3～4次。

【治疗效果】

治疗2年后回访其中52例患者，无一复发。

【体会】

红花肉桂酊由红花、肉桂和乙醇（酒精）配制而成。红花中的红花苷和红花素，有活血通经、祛瘀止痛、消散疮疡之功效；肉桂有温经通脉、散寒止痛的作用；乙醇能使细菌的蛋白质凝固，起到杀灭细菌的作用。三者合用，既可对血管有扩张作用，对某些致病菌有杀灭作用，又有增强活血止痛、消炎消肿的作用。因此，红花肉桂酊对冻疮能起到凉血解毒、通利血脉的作用，从而改善局部组织缺氧和营养的供应，达到治本的功效。

十六、手足皲裂

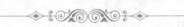

中药温泡方

方法：白及、木槿皮、苦参、川椒、白鲜皮、蛇床子各30克，黄连、鸡血藤各10克。上药水煎取药液温泡手足患处。每天2次，每次15分钟，7天为1个疗程。

主治：手足皲裂。症见皮肤干燥有皲裂，裂隙深，伴有出血疼痛，甚者屈伸受限。

艾红液外治方

方法：艾叶500克，红花100克。上药平均分为20份，每天1份，加醋100毫升，花椒20粒，食盐2勺，用纱布包裹加水煮沸，用水量为漫到脚踝处即可，趁热泡患处，每次15～30分钟。

主治：手足皲裂。本方还可治疗灰指甲、脚癣以及多年不愈的鸡眼等。

中药外洗方

临床研究采用中药外洗治疗足皲裂患者30例，取得满意效果，现介绍如下。

【临床资料】

30例患者均确诊为足皲裂。其中男2例，女28例；年龄最小45岁，最大76岁；病程最短为1年，最长达30年。本病女性多于男性，中年以后发病率较高。足皲裂多发生在足跟、足底、足趾等处，起病缓慢，初起时裂口浅，伴有出血，临床见双足多处皮损有裂口，并具干燥鳞屑，痒痛并作。

【治疗方法】

处方：伸筋草、透骨草、红花、桂枝、麻黄、白及、川芎、花椒各15克。

用法：将上药加水煎煮，去渣取汁，用蒸气熏患处，待药液温度适宜时再将双足浸泡于药液中。每天1次，每次1小时，每剂药可反复使用2天。

【治疗效果】

1.疗效标准

痊愈：皲裂、干燥鳞屑完全消退，自觉症状消失。

2.治疗结果

30例患者均痊愈，总有效率为100%。次年入冬前再用此方，年年如此。

【体会】

足皲裂是由于血脉阻滞肌肤，使肌肤失于气血濡养、干燥枯槁所致。本方中川芎味辛、性温，善于走散，兼能行气，能活血祛瘀、祛风止痛，故前人说它能"上行头目，下行血海"，为血中之气药，本品在活血方中配用，可增强行血散瘀的作用；红花味辛、性温，活血通经，消散瘀血，适用于各种瘀血阻滞的病症，一般认为少用则活血，多用则散瘀；透骨草味辛、性温，有祛风湿作用，并能活血止痛，其水浸液对多种皮肤癣菌有抑制作用；桂枝味辛、性温，发汗解表，温通经脉，通阳化气，善祛风寒，不论有汗无汗都可应用，配麻黄有相须作用，可促使发汗，其化学成分桂皮醛、桂皮油能刺激汗腺分泌，扩张皮肤血管；白及味苦、性甘涩，收敛止血，消肿生肌，对足皲裂久不收口者可奏生新肉、敛疮口之功。古人云，上燥治气，中燥增液，下燥治血；欲解燥者，先滋其干，不可用苦寒之味。综上所述，方中均为辛温之药，治以活血养血、祛风通络为主，采用足浴通过刺激足部与生血有关的如涌泉、照海、太溪、解溪等穴位，达到疏通经气、调理气血而取得满意效果。需注意，本方孕妇忌用。

十七、皮肤瘙痒

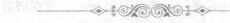

中药熏蒸方

皮肤瘙痒症发病率较高，中医称之为"痒风""风瘙痒"，是老年人的常见病、多发病，秋冬季加重，夏季减轻，诊断容易，但治疗较难。患者常瘙痒而致烦躁、失眠或夜寐不安，以致影响食欲及精神不振，严重影响其生活质量。临床采用中药熏蒸疗法治老年性皮肤瘙痒症，疗效显著，现介绍如下。

【临床资料】

共治疗患者62例，其中男46例，女16例；年龄55～76岁；病程3个月至11年。

纳入标准：①年龄55～76岁；②符合老年性皮肤瘙痒症诊断标准；③全身皮肤瘙痒，可伴抓痕、血痂、苔藓样变、色素沉着等继发性损害；④未见明显原发皮疹。

【治疗方法】

处方：地肤子、苦参、白鲜皮、当归、防风各30克，薄荷、苍耳子、花椒各10克。

用法：将上药装入药袋，收紧袋口并扎牢放入药锅内，加水约3000毫升，煎煮取汁，熏蒸治疗。每天1次，7天为1个疗程，治疗3个疗程后观察疗效。

注意：①如有头晕、心慌、恶心或其他不适，应停止治疗；②饭前饭后半小时内不宜施行熏疗，熏疗时气温不应低于20℃，冬季熏疗后走出室外应注意保暖；③药熏温度以不烫为宜，治疗时间不超过半小时，熏疗时要有专人陪护；④急性传染病、重症心脏病、高血压病、重度贫血、动脉硬化症、对药物皮肤过敏等患者禁用。

预防与调护：①忌饮浓茶、咖啡、酒类，禁食鱼、虾、蟹等发物；②勿用搔抓、摩擦、烫洗等方式止痒；③减少洗浴次数，不用碱性强的肥皂洗澡，宜穿宽松的棉质内衣；④保持心情舒畅。

【治疗效果】

1.疗效标准

痊愈：瘙痒完全消失，继发皮损消退。显效：瘙痒明显减轻，继发皮损明显改善。有效：瘙痒减轻，继发皮损有所改善。无效：瘙痒减轻不明显。

2.治疗结果

62例患者中，痊愈25例，显效27例，有效8例，无效2例，总有效率为96.8％。

【体会】

中医认为，本病多因老年肾气虚，气血不足，血虚肝旺，生风生燥，肌肤失养所致。气血二者相互依存，气虚血运受阻，血虚不能濡养肌肤，故皮肤干燥、肥厚、瘙痒。本方有养血润肤、祛风止痒、清热燥湿之效，传统中医熏洗（蒸）通过全身气雾透皮给药和局部病灶给药，利用药物和水的特性，借助温度和药物的作用，增加皮肤的湿度，从而有效缓解瘙痒症状，达到良好的治疗效果，充分提高了老年人的生活质量，值得临床推广应用。

茵陈薄荷外洗方

皮肤瘙痒临床上较为常见，中药外洗治疗效果显著，现介绍如下。

【治疗方法】

处方：茵陈20克，薄荷15克。

用法：上药加水200毫升，大火煮沸后转小火煎30分钟，晾凉后去渣留液。皮肤瘙痒处用纱布蘸茵陈薄荷液湿敷20分钟，每天3次。

【体会】

茵陈味苦、辛，性微寒，归脾、胃、肝、胆经，清热利湿。药理学研究发现，茵陈有解热、抗炎的作用，可治风痒瘾疹、皮肤肿痒。薄荷亦可用于皮肤风疹瘙痒、麻疹不透等症。两者合用，具有明显的治疗效果。

三味中药洗头方

方法：制首乌、女贞子、旱莲草各100克。上药以冷水浸泡半小时，大火煮沸后转小火再煎半小时，待温度适宜时去渣取汁洗头。每天1次。

主治：头皮瘙痒。症见头皮瘙痒，过度忧思，头发稀少、泛黄、掉发，舌淡苔白，脉细弦，中医辨证为肝郁血虚者。

中药洗浴方

方法：荆芥、防风、苦参、丝瓜络、蛇床子、当归各30克。上药水煎取汁1000毫升，倒入浴盆中洗浴。每天2～3次，每次10～20分钟，连续5～7天。治疗期间避免食用海鲜腥臊等发物。

主治：皮肤瘙痒。症见肌肤干燥、过敏、瘙痒、皮炎，中医辨证属风邪侵袭肌表者。

中药填脐方

方法：红花、桃仁、杏仁、山栀子、荆芥、地肤子各10克。上药研粉，用蜂蜜调成膏状。晚上睡前以温水清洁脐部后，将药膏填于脐部，外用胶布固定。每天1次。

主治：老年皮肤瘙痒。

艾叶熏洗方

方法：艾叶90克，防风30克，雄黄、花椒各6克。上药加水2000毫升，煮沸15分钟后，趁热熏患处数分钟，待药液温度降至40～50℃时再擦洗患处。每天1剂，每剂可用2次（第2次使用时需要加温）。

主治：老年皮肤瘙痒。

十八、神经性皮炎

中药填脐方

方法：当归、丹参、大枫子、苦参、石菖蒲、皂角刺、夏枯草、佛手各10克。上药混匀研成粉，用芝麻油或食醋调成糊状。晚上睡前以温水清洁脐部，将适量药膏填于脐部，外用胶布固定。每天1次。

主治：神经性皮炎。

十九、隐翅虫皮炎

凤尾草外敷方

隐翅虫皮炎是一种在夏秋季节皮肤接触隐翅虫体内毒液引起的毒性皮肤炎性反应，其特点为接触毒素数小时至2天内出现条状、片状的水肿性红斑，其上密集红疹、水疱及脓疱，继发糜烂坏死，反应剧烈者还可伴发热、局部淋巴结肿大，正常皮肤接触皮损亦可引起糜烂。临床用单味凤尾草治疗隐翅虫皮炎取得良好疗效，现介绍如下。

【治疗方法】

鲜凤尾草20克，捣烂，用芝麻油调和，用生理盐水局部清洁后敷于患处，干后更换。

【典型病例】

李某，女。因拍打一只黑色小虫后，左眼外侧出现一片红斑，其上可见水疱及糜烂，连接成条状，伴疼痛、瘙痒。外擦红霉素软膏后症状未缓解，进而糜烂、渗出。诊断为"隐翅虫皮炎"。局部用生理盐水清洗后，再用捣碎的鲜凤尾草以芝麻油调和后敷患处，干后更换。次日疼痛、瘙痒缓解，第3天逐渐结痂愈合。

【体会】

隐翅虫皮炎多为湿热毒邪入侵。西医常用方法为以炉甘石洗剂、高锰酸钾外洗，口服扑尔敏（氯苯那敏）、息斯敏（阿司咪唑），严重者给予抗感染、糖皮质激素等，疗程约1周。凤尾草为凤尾蕨科植物凤尾草的全草，生长于阴湿的墙脚、岩壁上，一般每年夏秋季易采收。凤尾草味苦、性凉，有清热利湿、凉血解毒的作用；芝麻油清热凉血解毒。两者合用，见效快，疗效好，且简便实用。

二十、头皮脂溢性皮炎

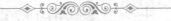

中药外洗方

脂溢性皮炎是在皮脂溢出较多部位发生的慢性炎症性皮肤病，发生在头皮者称头皮脂溢性皮炎，表现为界限不清的红斑及鳞屑，可伴有脱发、瘙痒，具有病程长、易复发等特点。临床用中药外洗治疗头皮脂溢性皮炎患者30例，取得较好疗效，现介绍如下。

【临床资料】

30例患者均来自皮肤科门诊，均符合《临床皮肤病学》中头皮脂溢性皮炎的诊断标准，其中男18例，女12例；年龄18～50岁；病程1个月至5年。

【治疗方法】

处方：苦参、蛇床子、制何首乌各15克，侧柏叶、桑叶、忍冬藤、蒲公英、黄柏各10克。

用法：上药加足量水煎煮，去渣取药汁洗头，反复以药汁冲洗头发，使药汁在头皮保留至少5分钟，同时配合按摩，然后用清水冲掉。每次1剂，间隔3天用药1次。

【治疗效果】

1.疗效标准

痊愈：临床症状消失，头部皮损恢复正常。显效：头部皮损红斑、丘疹、鳞屑消退70％～90％，瘙痒明显减轻，皮脂分泌明显减少。有效：头部皮损红斑、丘疹、鳞屑消退20％～70％，瘙痒减轻，皮脂分泌有所减少。无效：临床症状改善不明显或加重，有新的皮损出现。

2.治疗结果

治疗患者30例，痊愈10例，显效11例，有效5例，无效4例，总有效率为86.7％。

二十一、螨虫感染

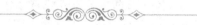

中药外敷方

螨虫属于节肢动物门蛛形纲广腹亚纲的一类体型微小的动物。据调查，成年人对蠕形螨的感染率高达97％。蠕形螨寄生在人体皮脂腺最发达部位的毛囊中，常见于额面部，也可寄生于头皮、胸、颈等处，可随皮脂从毛囊中溢出或自动溢出毛囊，通过床褥或洗脸巾等物品传播，故具有家族传染性。轻微感染者常无明显症状，或有轻微痒感或刺痛，如不加注意，便可堵塞毛囊，导致毛囊感染，产生炎症，引起粉刺或黑头，反复发作最终导致酒渣鼻。临床调查显示，酒渣鼻样皮炎、红斑丘疹性皮炎、痤疮及脂溢性皮炎患者，蠕形螨的感染率和感染度均高于正常人。

【治疗方法】

处方：金银花、地肤子、山栀子、苦参各10克，黄柏、黄芩、艾叶、苍术、薄荷、蛇床子、土荆皮各5克。

用法：上药加水煎煮2次（第1次20分钟，第2次10分钟），合并水煎液，浓缩至约100毫升，置冰箱中保存，备用。将患处用温水清洗干净，取药棉用药液浸湿，敷于患处15～20分钟，然后用清水清洗。每天早晚各1次，5～7天便可治愈。

【体会】

治疗螨虫的药物有很多，但大多为西药，而西医多采用激素进行治疗，如止痒洗剂、水甘醑（水杨酸甘油酊）、去氯霜（复方醋酸曲安奈德软膏）等药物，不仅刺激性大，而且疗效差。本方中诸药多含生物碱、黄酮类以及挥发油成分，现代药理研究表明这些成分大多具有抗菌、抗病毒作用。经多年实践发现，中药在治疗螨虫上有极好的效果，并且简单易行，值得推广。

螨虫怕光照、怕高温、怕干燥环境，治疗之后注意预防，如居室保持通风干燥，毛巾定期烫洗，被褥经常晾晒等。

二十二、老年斑

山楂外治方

老年斑，医学上又称为脂溢性角化病。一般多出现在面部、额头、背部、颈部、胸前等，有时也可出现在上肢等部位。大部分是在50岁以后开始长，多见于高龄老人，人们又称其为"寿斑"。中医认为，老年斑是由于年老后气虚血瘀，不能上荣营养面部所形成，治宜益气养血、活血化瘀。本方对老年斑有较好的疗效。

【治疗方法】

先用温水洗脸，擦干。将鲜山楂去核后捣碎，每次取10克，以鸡蛋清调成糊状，薄薄地敷于面部，敷上药糊后，可轻轻按摩面部以助药力渗透，保留1小时后洗净。每天早晚各敷1次，1个月为1个疗程。

【体会】

山楂味酸甘，入脾、胃、肝经，可活血通脉，其有效成分能扩张血管，清除局部瘀滞，有活血化瘀的功效，有助于解除局部瘀血状态。蛋清中富含多种氨基酸，有滋润皮肤的作用，可使新生皮肤取代色素沉着的陈旧皮肤，有助于消除皮肤色素斑。山楂与蛋清调和后敷面，既可调畅面部气血，又能润肤消斑，经常使用，可获得满意效果。

二十三、黄褐斑

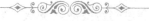

中药外敷内服方

黄褐斑是一种常见的面部色素沉着性皮肤病，表现为面部有淡褐色或深褐色的不规则斑片，多见于中青年女性，男子亦可发生，一般称为"妊娠斑"或"蝴蝶斑"，又因很多的面斑患者不在妊娠期，中医认为多与其情志不畅、肝气郁结有关，故又称为"肝斑"。由于斑的颜色如同污垢，故中医称为"面尘""鼾黑斑"。临床采用自制中药祛斑粉外用与内服中成药六味地黄丸和加味逍遥丸对黄褐斑进行治疗，取得了满意的效果，现介绍如下。

【临床资料】

40例患者来自美容科门诊，均为女性；年龄22～55岁；病程3个月至10年。

诊断标准：①面部有淡褐色至深褐色、界限清楚的斑片，通常对称性分布，无炎症表现及鳞屑；②无明显自觉症状；③女性多发，主要发生在青春期后；④病情可有季节性，常夏重冬轻；⑤排除其他疾病（如颧部褐青色痣、黑变病及色素性光化性扁平苔藓等）引起的色素沉着。

【治疗方法】

1.外敷方

处方：白芷、白附子、白僵蚕各30克，冬瓜仁、益母草、丹参各20克，当归、泽泻各15克，珍珠母10克。

用法：将上药混匀研成细粉。使用时取药粉25克，加适量蛋清或柠檬汁调成糊状。先清洁面部皮肤，然后将调好后的药糊均匀涂于面部，30分

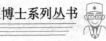
钟后洗净，再涂上润肤霜。每3天1次，10次为1个疗程。

2.内服中成药

处方：六味地黄丸，每次9克，每天3次；加味逍遥丸，每次6克，每天3次。1个月为1个疗程。

【治疗效果】

1.疗效标准

治愈：肉眼视色斑面积消退大于90%，颜色基本消失。显效：肉眼视色斑面积消退大于60%，颜色明显变淡、变浅。好转：肉眼视色斑面积消退大于30%，颜色变淡、变浅。无效：肉眼视色斑面积消退小于30%，颜色变化不明显。

2.治疗结果

40例患者中，治愈11例，显效15例，好转13例，无效1例，总有效率为97.5%。

【典型病例】

刘某，女，28岁。自诉无明显诱因下颜面出现黄褐色斑2年，并逐渐加深扩大，尤其夏季明显。曾多次服药结合外用各种祛斑霜，均未取得较好疗效。就诊时，见面色晦暗呈灰褐色，以两眼外侧、两颊为甚，呈深灰褐色，皮肤粗糙，不痛不痒，无明显自觉症状，气短，乏力，腰酸腿软，食少，两胁胀满，经期加重，舌淡，边有齿印，苔薄白，脉弦细。中医辨证属肝脾不和挟肾虚型。予上方治疗1个疗程后，面部黄褐斑明显减淡，斑块面积缩小，面部较前光滑细腻。连续治疗3个疗程后，面部皮肤红润，富有光泽，黄褐斑完全消退。随访1年未见复发。

中药敷脐方

方法：柴胡、香附、白芍、山栀子、白芷、薏苡仁、冬瓜仁、丹参、白附子各10克，冰片4克。上药研粉用醋调成膏状。晚上睡前以温水清洁脐部后，将适量药膏填于脐部，用胶布固定。每天1次。

主治：黄褐斑。

茯苓粉洗面方

方法：茯苓500克。将茯苓研成细粉，每次取1匙，以清水调匀后洗面，早晚各1次。

主治：黄褐斑。症见面色萎黄，斑色淡褐，伴头晕乏力，神疲食少，舌淡苔白，脉细，中医辨证属脾虚型者。

二十四、疮疡

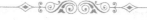

复方雄黄散外治方

雄黄散出自明代医籍《外科正宗》，原方主治蛇头疔红肿热痛之症，外用效佳。长期临床验证加味组成复方雄黄散，应用范围更广泛，疗效更佳，现介绍如下。

【治疗方法】

处方：大黄30克，雄黄、明矾各25克，草河车20克，白蔹15克，冰片5克。

用法：上药混匀研成粉，装瓶密封备用。①初起或成脓尚未破溃而见红肿热痛者，用冷开水将药粉调成药膏涂于患处，每天3次，外用软纸覆盖。症状严重者可将药膏摊在纱布上贴于患处，外用胶布固定，每天换药1次。药干后再用凉开水润湿敷料。②皮肤红肿处破溃者，可将药膏涂于破溃面四周红肿处，每天3次，外用软纸或纱布覆盖，中间留一空洞对准破溃面，贴敷于患处。

功效：清热解毒，除湿化痰，散结消肿，止痛止痒。

适应证：凡以局部皮肤红肿热痛为主要临床表现的各种疮疡、外伤感染、皮肤感染者，不论初起、成脓、溃后，均可使用。

【治疗效果】

本方临床运用十多年，外治各种以红肿热痛为主之疮疡、局部感染，疗效显著，总有效率达98%以上。

【典型病例】

颜某，男，48岁。患者因后颈发际处红肿疼痛3天而来诊。3天前患处痒痛，搔抓后渐红肿突起加重，自用药无效。查体：患处红肿突起高约1厘米，范围约3厘米×4厘米，触之发热，按之痛且较硬。此乃脑疽初起，俗称对口疮。予外敷复方雄黄散，每天换药1次，嘱患处药干则以凉开水润湿。第2天复诊，痛止，触之不热，红肿减轻，予继续外敷。5天后红肿消失大半。继予外敷7天，红肿消散而痊愈。

李某，男，32岁。自诉左手食指指甲两侧红肿疼痛5天而来诊。5天前不慎外伤伤及患处，继则红肿疼痛。查体：患处指甲两侧及甲根四周皆红肿，触之发热。中医诊断为蛇眼疔。予外敷复方雄黄散，每天换药1次，药干则以凉开水润湿。第2天复诊，红肿大减。继用上药外敷6天，红肿消散而痊愈。

【体会】

复方雄黄散方中明矾、雄黄解毒杀虫、燥湿止痒，合之为验方，"二味拔毒散，善治一切风湿诸疮红肿作痛痒者"。草河车最擅长清热解毒、消肿止痛。《本草纲目》云："七叶一枝花（即草河车），梁山是我家，疮疡一遇着，顺手便擒拿。"白蔹俗称见肿消，善清热解毒消疮痈。诸药合用，共奏清热解毒、除湿化痰、散结消肿、止痒止痛之功效，可外治一切红肿热痛之疮疡及各种感染，效著价廉。红肿范围广并有全身发热、恶寒等症的严重疮毒内攻者，应配合内治。

二十五、皮肤溃疡久不愈合

百合粉外治方

皮肤溃疡久不愈合属中医瘰毒之"阴证"。临床研究采用百合粉调以芝麻油外用治疗皮肤溃疡久不愈合，获得满意效果，现介绍如下。

【临床资料】

共治疗患者25例，其中男14例，女11例；年龄5～13岁3例，14～40岁6例，41～60岁12例，60岁以上4例；病程1～3个月9例，4～6个月11例，7～12个月2例，1年以上3例；病灶分别位于头面部、颈部、胸背部、四肢及腹部，溃疡部位均有脓性分泌物渗出，但红肿疼痛不甚显著，溃疡面在1～9平方厘米；舌红11例，舌淡14例，苔白9例，苔黄13例，苔灰3例，苔腻6例；脉细8例，脉缓6例，脉滑6例，脉数5例。

【治疗方法】

百合干品研成粉，取适量以芝麻油调成膏状，患处以生理盐水清洗后涂上百合膏。每天1次，5天为1个疗程，共治疗3个疗程。随访3个月。

【治疗效果】

1.疗效标准

痊愈：溃疡愈合，随访3个月无复发。有效：溃疡部分愈合，无脓性分泌物流出。

2.治疗结果

治疗患者25例，痊愈22例，有效3例，总有效率达100%。

【体会】

中医古籍《医宗金鉴·外科心法》云："诸痛痒疮疡，皆属心火，故曰痈疽原是火毒生也。"可见本病皆由阳证转化而来，故治疗也应从"心"着手，治病求本。百合味甘性平，归心、肺经，具有"安心养五脏，治乳痈发背及诸疮肿"（《大明本草》）之功用。药理研究也证实百合对葡萄球菌、链球菌、皮肤真菌及某些病毒等有抑制和杀灭作用。调以芝麻油，是通过其"培正祛邪，渗利和中滋润"来起到祛腐排脓、生肌收敛的作用，使皮肤溃疡得以治愈。

二十六、肛周皮肤病

中药熏蒸方

方法：苦参、黄芩、花椒、白鲜皮各30克，赤芍、丹皮、蛇床子、地肤子、黄柏、半边莲、苦楝皮各20克，明矾15克。上药用纱布包好后，加水3000毫升，煮沸10分钟，先熏蒸肛门，待药液转温后浸洗患处。每天3～6次，每次30分钟。治疗期间忌食辛辣刺激食物，保持大便通畅，勤换内裤。

主治：肛周皮肤病。

中药熏洗方

方法：板蓝根、地肤子各30克，紫草、苦参、三棱、莪术各15克。上药加水2500毫升，煮沸30分钟，去渣取汁，在药汁中加入枯矾粉、芒硝各10克，冰片3克，拌匀后熏洗患处。每天1剂，早晚各1次，2周为1个疗程。

主治：肛周尖锐湿疣。

韭菜汤熏蒸方

临床应用表明，用鲜韭菜煎汤熏蒸，可治疗多种肛周疾病，包括炎性外痔、混合痔、肛周脓肿初期等，对肛门湿疹、脱肛也有良效，现介绍如下。

【治疗方法】

鲜韭菜300～500克，葱白2根。锅中加水5000毫升，放入鲜韭菜、葱白，用小火煮沸10分钟后倒入盆中。患者蹲在盆上以蒸气熏蒸患处，注意避免烫伤，待水转温后再坐浴至水凉为止。浴液用后可留下次加热至温再坐浴。每天2次，每4次更换1剂。

【体会】

韭菜汤熏蒸治痔最早见载于明初的《袖珍方》。李时珍也曾明确指出，韭菜叶子能洗肠痔脱肛。中医认为，肛周疾病多与风伤肠络、湿热下注、气滞血瘀、脾虚气陷等有关。对症以韭菜汤热浴治疗，其机理是韭菜具有温中散寒、行气止痛、活血祛瘀、消肿散结的作用；葱白有散瘀消肿、消炎生肌的功效，能加强韭菜之功效。以上方法治疗肛周疾病，简单方便，不妨一试。

二十七、阴囊湿疹

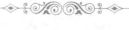

双花外洗方

方法：槐花15克，野菊花12克。上药加水适量浸泡半天，煎煮取汁，待药液温度适宜时，浸洗患处。早晚各洗1次，每次10分钟，每天1剂，3天为1个疗程。

主治：阴囊湿疹。

中药外洗方

临床研究采用中药外洗的方法治疗阴囊湿疹30例，疗效满意，现介绍如下。

【临床资料】

男性患者30例，其中年龄最小18岁，最大56岁；病程最短3个月，最长5年。

【治疗方法】

处方：蛇床子30克，白鲜皮、地肤子各20克，苦参、黄柏、茵陈各15克，桃仁、红花各9克。

用法：上药加水2000毫升，大火煮沸后，再用小火煎20分钟，待水温适宜时，洗患处20分钟，也可用毛巾浸湿药液敷于患处。每天2次，每剂药可用2天，3剂为1个疗程。

【治疗效果】

1.疗效标准

经1个疗程治疗后，局部渗出、肿胀、结痂、瘙痒消失，随访半年无复发，为临床治愈。

2.治疗结果

按上述方法，轻者治疗1个疗程，重者治疗2个疗程。30例患者中，痊愈27例，好转3例，总有效率为100%。

【体会】

现代医学所指的阴囊湿疹，在中医称"绣球风"。这是一种以阴囊瘙痒、破流脂水为特征的皮肤病。根据其发病特点，中医学文献中又有"肾囊风""胞漏疮""肾脏风疮"等名称。本病好发于阴囊，病久反复，或因循失治，每可累及肛周、阴茎、阴阜、两股、小股等处。中医学认为，阴囊湿疹是由脾失健运，致使湿热内蕴，复感风、湿、热邪所致。本方中蛇床子、地肤子有清利湿热、除湿、止痒的作用；黄柏、苦参有清热燥湿、泻火解毒之功效，外用燥湿止痒；桃仁、红花行气活血，以取"治风先治血，血行风自灭"之意；白鲜皮性苦、寒，归脾胃经。上药合用既可清洁皮肤，又可达到治疗目的，是一种简便有效的治疗方法。

中药熏洗方

方法：苦参、生黄柏、炒黄柏各100克，白矾200克。带下多者，加三白草100克；灼热感甚者，加大黄50克，寒水石100克；发疹者，加徐长卿100克。上药先冷水浸泡30分钟，大火煮沸后小火再煎30分钟，取药汁加入适量白矾。以水蒸气熏蒸外阴，待水温适宜时清洗外阴。每天1次。

主治：男性阴囊潮湿，外阴瘙痒；女性宫颈炎症，带下异常等。